Josep de Haro Licer

Del Gusto al Disgusto

Josep de Haro Licer

Del Gusto al Disgusto

Nueva visión de la percepción del sentido del gusto

Editorial Académica Española

Imprint
Any brand names and product names mentioned in this book are subject to trademark, brand or patent protection and are trademarks or registered trademarks of their respective holders. The use of brand names, product names, common names, trade names, product descriptions etc. even without a particular marking in this work is in no way to be construed to mean that such names may be regarded as unrestricted in respect of trademark and brand protection legislation and could thus be used by anyone.

Cover image: www.ingimage.com

Publisher:
Editorial Académica Española
is a trademark of
Dodo Books Indian Ocean Ltd. and OmniScriptum S.R.L publishing group

120 High Road, East Finchley, London, N2 9ED, United Kingdom
Str. Armeneasca 28/1, office 1, Chisinau MD-2012, Republic of Moldova, Europe
Managing Directors: Ieva Konstantinova, Victoria Ursu
info@omniscriptum.com

Printed at: see last page
ISBN: 978-613-9-40507-7

Del Gusto al Disgusto

Nuevos fundamentos científicos de la percepción del sentido del gusto

Dr. J. de Haro Licer

ÍNDICE

1-Introducción-

¿Qué supone hablar del gusto? ¿Cómo el disgusto forma parte del gusto? Estas son las preguntas que vamos a enlazar. Para ello lo primero que hemos de tener en cuenta es algo que ya se pregunto alguien como Albert Einstein y que anteriormente filósofos griegos también se plantearon:

¿Qué conocimiento puede adquirir el pensamiento si se independiza de lo que le informan los sentidos ?

Esta pregunta significa que hemos de entrar en el reino de la percepción. ¿Y qué nos dice ese reino? Pues que necesitamos de unos sentidos. Que son nuestro primer nivel en la construcción de la percepción.

Nuestra percepción depende del modelado de los sentidos que se lleva a cabo por medio de cuatro factores: Los **"filogénicos"** que son los que rigen la evolución-adaptación del mundo animal hasta que aparece nuestra especie. Los factores **"ontogénicos"** que condicionan la sensorialidad durante la gestación, vía la carga genética de los progenitores, y las influencias maternas y de su entorno, fase en la cual los sentidos ya empiezan a activarse (el feto ve, oye, huele, toca y gusta) captando los estímulos exteriores que la madre capta y los estímulos vivenciales que la madre experimenta (emociones, sentimientos). El tercer grupo de factores, los **"sociogénicos",** son los que aparecen de forma masiva cuando el feto entra ya en el trayecto de ser niño, estado en el cual la influencia de los condicionantes del medio ambiente, que llamamos factores **"ecogénicos"** inciden directamente sobre la persona (Fig.1).

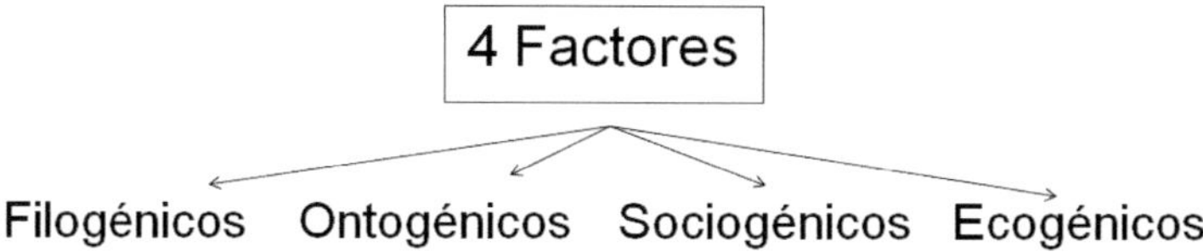

Fig. 1 Esquema de los factores que modelan nuestros sentidos

Todos y cada uno de los sentidos, incluido el sentido del gusto es configurado por estos factores.

Los sentidos, pues, son los encargados de captar los estímulos, pero no todos, sino, solo aquellos estímulos para los cuales están preparados para captar, en otras palabras, los sentidos son el _primer filtro sensorial_ de las experiencias humanas. Los únicos estímulos a los cuales tiene acceso el ser humano, son aquellos para los cuales está sensibilizado, y solo hay dos tipos de estímulos: las "Ondas" y las "Sustancias químicas" (que de hecho son nubes de ondas").

Las ondas pueden ser electromagnéticas (luz, color.), procesadas por el sentido de la vista, pueden ser las ondas de presión (sonido, tacto) procesadas por los sentidos del oído y el tacto, también disponemos de las ondas térmicas (calor, frío) procesadas por lo receptores térmicos. En el grupo de las sustancias químicas (olores, gustos) tenemos el procesado por los sentidos del olfato y del gusto. Fuera de estas vías de percepción, cualquier otro tipo de estímulo, deja de existir, si no existen receptores y sensores para detectarlo.

El segundo filtro sensorial_está en **la franja de operatividad** que cada sentido tienen asignado para su función. La vista ve luz y colores, algunos colores no todos, no puede ver los infrarrojos ni los ultravioletas, tampoco puede ver todas las intensidades. El oído capta los sonidos, pero no todos los sonidos, no puede escuchar los ultrasonidos ni los infrasonidos. El olfato capta los olores, pero no todos, y así para cada sentido.

El tercer filtro sensorial es que los sentidos solo pueden percibir **variaciones de estímulos**, para los cuales, evidentemente han de estar preparados. Un estímulo constante, es codificado como nulo, inexistente. Si un sonido permanece constante en intensidad y frecuencia, deja de ser captado como tal (el cerebro lo ignora), si una luz tiene la misma intensidad y frecuencia queda ignorado, lo mismo en el tacto, el gusto, etc.

Si el sentido se ha podido activar (por un estímulo), podemos hablar de emociones, entendidas como el juego amplio de estímulos y respuestas, que sería el *cuarto filtro* sensorial. Es en este momento, es cuando se pasa de la fase extra craneal a la intracraneal, pasamos de procesos que suceden fuera de cerebro a procesos que ocurren dentro del cerebro, A la primera parte, la extra craneal se le denomina **Transducción** y a la segunda, que es intracraneal se le llama **Codificación**.

Si concretamos más podemos decir que la fase de Transducción está constituida por los órganos de los sentido, en esta fase la información (estímulos) que captan nuestros sentidos viajan por las distintas partes de los órganos sensoriales sin que se modifique su significado, así, por ejemplo, si vemos el color azul, se mantiene como tal azul mientras va a travesando las distintas partes de los ojos. La transducción, por lo tanto, se lleva a cabo gracias a la presencia de estructuras receptoras de estímulos[1,2] que conectan con sensores que inician el procesado que activará los sentidos. Una vez el órgano del sentido estimulado ya ha sido activado, se inicia la segunda fase llamada "Codificación", que ya es intracraneal y se caracteriza por el cambio de la interpretación de la información sin modificar el medio de transporte, en este caso el color azul va cambiando en su significado a medida va viajando por las distintas partes del cerebro convirtiéndose en recuerdos, sensaciones, ideas, proyectos, etc.[3,4]. A partir de este momento lo que vamos a describir forma parte de la fase de Codificación, Nuestro cerebro constituido por uno cien mil millones de neuronas, (actualmente se considera que hay entre 80 mil millones y 90 mil millones), cuya misión principal es la de **rechazar el 99% de los estímulos** que recibimos, ya que su trabajo óptimo se encuentra en utilizar solo el 1% de todos los estímulos recibidos; es decir solo es tenida en cuenta el 1% de lo recibido. Tal requisito cerebral es el *quinto filtro sensoria*l.

Con ese 1% son activados **los canales** (también denominados Modalidades) **de percepción predominantes** de la persona; esos canales son los sentidos. Cada personas tiene un sistema de preferencias sensoriales inconscientes, esto hace que una determinada persona capte más fácilmente información de tipo visual (sea más propenso a atender), o que otra capte mejor los estímulos auditivos, otras las sensaciones internas (Kinestésicas), y así con el resto de sentidos. Estos canales son el *sexto filtro sensorial*. Un ejemplo de este nivel lo podemos observar en una hipotética situación. Supongamos que tres personas van a "contemplar" la "Concha de San Sebastián" , y a cada una de ellas se le pregunta cómo definiría la experiencia; podría ocurrir que de las tres personas, una dijera: "es como un brochazo de colores", otra explicara que "es como un vals de las olas" y la tercera respondiera: "me da la sensación de suavidad y calor". Cada una de ellas habría visto el mismo escenario, pero cada una de ellas se habría dejado subyugar per el canal más sensible de su persona; la primera tendría el canal visual, la segunda el cana auditivo y la tercera el canal kinestésico (sensación interior). Debemos precisar que en la vida real no existe esa pureza de percepción, existe una mezcolanza con el predominio de uno de ellos.

El *siguiente filtro, el séptimo*, serían los **sentimientos**. Este filtro hace pasar las emociones, captadas por los canales preferentes personales, a sentimientos. Vuelve a suceder lo mismo, no toda emoción da lugar a sentimientos, pero las que sí lo dan serán las que teñirán nuestros razonamientos.

Con las emociones, sentimientos y razonamientos entramos, de forma plena, en el territorio de la **comunicación** que es el *octavo filtro sensorial*. Estamos acostumbrados a entender que el lenguaje es el medio de comunicación principal para conectar conceptos con palabras, permitiéndonos compartir pensamientos, sentimientos (conceptualizaciones de las emociones), conocimientos, etc., pero eso es parcialmente correcto, ya que la comunicación habitual del lenguaje verbal solo aporta un 7% de la información total, el 93% restante es a-verbal, sin palabras. En esa a-verbalidad encontramos el tono de la voz con un 38% de participación, la visión (movimientos oculares, expresiones faciales, movimientos corporales, posturas, etc.) con un 55%. Complementan la comunicación el resto de sentidos: gusto, olfato y tacto. En otras palabras, todas esas formas de comunicación acaban transformadas en emociones, sentimientos y razones en la persona receptora.

La comunicación (intercambiamos información), supone que nos surjan "ideas", que darán a lugar a "creencias", que construirán nuestros "criterios", que conformaran nuestros "valores" que vienen a ser las balizas que cada persona pone para marcar su camino estimulándola a prestar atención a las características del camino que ha emprendido. Dichos valores forman las "actitudes" que nos crearán unos **"hábitos"**, que será *el noveno nivel de filtro* sensorial de la persona,

El *décimo nivel de filtro* sensorial, aparece cuando la información que ha llegado al cerebro se almacena **(memoria)** en dos áreas distintas, la **consciente** que solo recoge un 10% de datos y la **inconsciente** que recoge el 90% de los mismos, incluso en estados de coma[5].

El *undécimo nivel de filtro* es la **Historia Clínica** personal (estado de salud). Nada de lo que nos sucede queda fuera de nuestros antecedentes clínicos.

Tenemos más filtros, pero solo expondremos un último filtro *el duodécimo filtro* denominado **Cronobiosensorial** constituido por las variaciones de la sensibilidad de un organismo vivo para captar los estímulos, en función del tiempo (momento del día, mes, estación del año, edad, etc.[6]. Este filtro hace que todos los niveles anteriores dependan de esos momentos, de esas temporalidades. Este patrón-base es importante para comprender el hecho de que nuestras sensaciones y percepciones forman parte de una escasa cantidad de información a la cual nos está permitido acceder, como consecuencia de los distintos filtros que han estado actuando de forma constante, reduciendo la información en función de las propiedades que cada filtro es capaz de gestionar. Los filtros no solo remodelan los sucesos que nos llegan sino que también desechan aquello que no pueden gestionar (Fig.2).

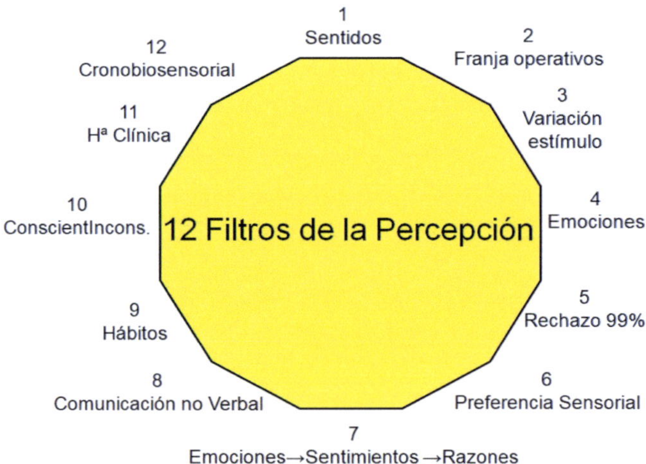

Fig.2. Los 12 filtros que construyen nuestra percepción

Si nos preguntamos ¿qué vinculación existe entre los filtros y el sentido del gusto?, la respuesta debería ser: comprender que el conjunto de filtros son el marco donde se lleva a cabo la construcción de la percepción sensorial del gusto.

Para hacernos una idea, solo hay que pensar en una experiencia gustativa, la que sea e ir aplicando cada uno de los filtros, y descubrir cómo es influido según las características de cada uno. Por supuesto la alteración de dichos filtros comporta alteraciones en la construcción de nuestras percepciones (desarrollo de la elaboración y aplicación de la percepción de cualquier estímulo).

Cada sentido, aparte de depender de los otros sentidos, depende de los doce filtros que hemos expuesto. Lo que expondremos sobre el sentido del gusto, por muy concreto que sea respecto las cualidades del mismo, siempre estarán sujetas a tener presente el conjunto de factores que están incidiendo, ya que son realmente los que nos dibujan el peso específico, para cada persona, de la sensación gustativa.

2-El sentido del gusto (estructuras)-

Todo lo expuesto va modelando la percepción del gusto. Sin embargo, no hemos definido lo que debemos de entender como "percepción". La percepción ha de entenderse como el momento en que tomamos "consciencia" de nuestras sensaciones. Así pues, solo tenemos percepción del gusto cuando tomamos conciencia de la sensación del mismo.

El sentido del gusto, al formar parte de los doce filtros de la percepción, tiene una fase extra-craneal que llamamos Transducción, seguida de una fase intracraneal denominada Codificación.

Aristóteles (384-322 AC.)[7] hablaba ya del gusto acre, del gusto agresivo y del gusto astringente. En la actualidad continua la tendencia aristotélica de considerar al gusto como el gestor de cuatro sensaciones (dulce, amargo, ácido y salado), siendo ambas insuficientes, dados los conocimientos actuales.

 Lo que sí es cierto es que para la sensación y percepción del gusto los seres humanos disponemos de estructuras (receptores) que se hallan, principalmente, en la lengua, paladar, faringe, epiglotis y laringe[8], que se denominan botones gustativos de los que disponemos unos 5000 (Fig.3) y que se encargan de discriminar los gustos.

Fig., 3 Distribución de los botones gustativos.

Dentro de estos botones se hallan de 50 a 100 tipos de células especializadas con los sensores que detectan el gusto dulce, salado, ácido, amargo y otros gustos más tales como el umami , kokumi, etc. (Fig. 4 y 5)

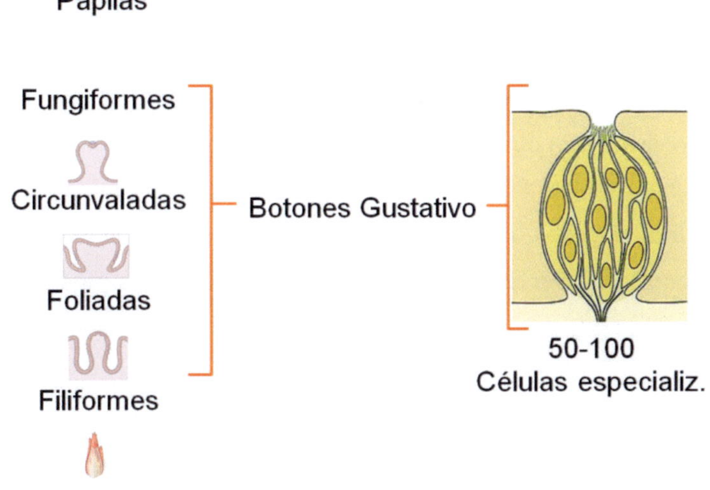

Fig.4. Distintos tipos de papilas con botones gustativos
De los cuatro tipos de papilas, solo las filiformes no
suelen tener botones gustativos.

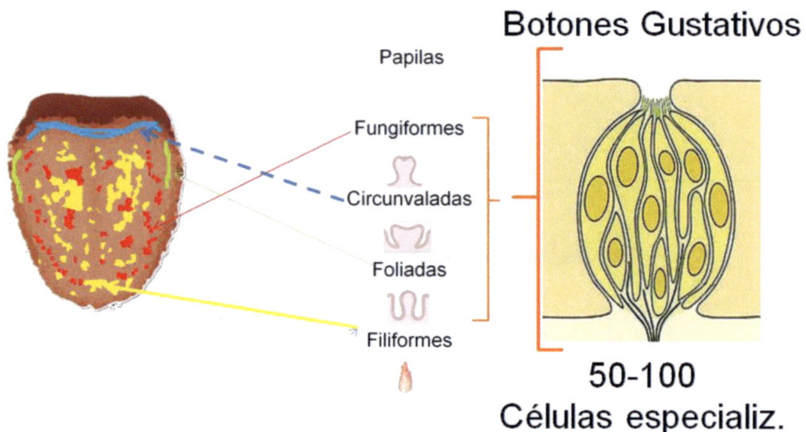

Fig. 5. Localización de las papilas. Las papilas gustativas se distribuyen, más o menos, de forma uniforme, por toda la lengua, habiendo zonas con más densidad de las misma.

El gusto supone la presencia de los botones gustativos que se hallan conectadas a nervios denominados Pares Craneales V (Trigémino), VII (Facial), IX (Glosofaríngeo), X (Vago) y XII[9] (Hipogloso) que no participa en el gusto, pero si en el movimiento de la lengua. (Fig.6) que han de conducir el estímulo hacia el cerebro, dichos nervios tienen otras funciones, por lo tanto, la sensación gustativa, no es una percepción restringida a los 4 gustos clásicos (dulce, salado, ácido, etc.) si no que hay que añadirle las otras acciones que dichos nervios realizan, a más a más de las percepciones de todos los otros sentidos, también llamados modalidades o canales, como son: el tacto (analiza el grado de suavidad, el grado de sequedad, viscosidad, dureza, temperatura, picor, etc.), el dolor (grado de molestia), la percepción motora (movilidad, habilidad y coordinación) de los movimientos linguo-maxilo-oro-bucales indispensables para la palatabilidad y deglución[10], de lo que se degusta, para por último tener presente la percepción neurovegetativa (que regula los umbrales, tanto de sensibilidad de los cinco gustos, como del tacto, el dolor, y el movimiento, que son captados por los distintos fibras nerviosas de los nervios de los Pares Craneales que conectan con las papilas gustativas.

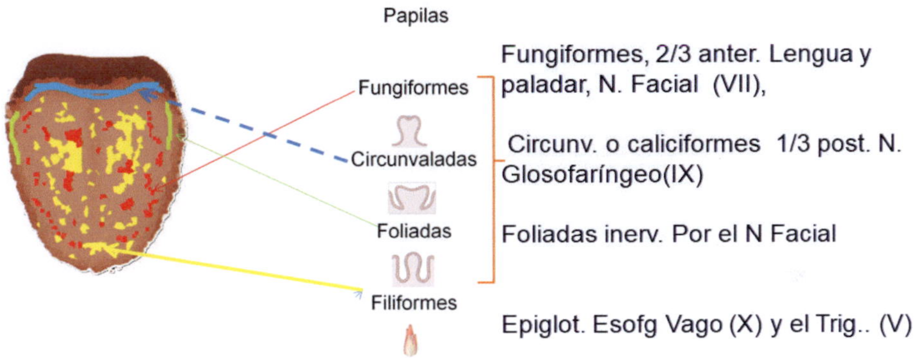

Fig. 6. Localización de las papilas y su inervación.

Tenemos 50 genes dedicados al gusto y al olfato[11], que le confieren percepciones sápidas que son mucho más amplias que los clásicos cinco gustos. Cada uno de estos gustos se codifica de forma distinta, así el gusto dulce se codifica vía la proteina G, mientras que la percepción salada se gestiona por intercambio de iones de sodio (Na^+) que, curiosamente actúa en los canales para el Amiloride, que es un antihipertensivo. La percepción ácida se vehicula por intercambio iónico de Na^+ o/ y potasio (K^+), la percepción amarga lo hace por combinación de intercambio iónico K^+ y proteina G (en su mayor parte)[12], mientras que para el umami [13]se lleva a cabo vía receptores del Glutamato. Dicho esto, por genérico que parezca hemos de tener presente que las personas pueden presentan distintos patrones gustativos, que le han sido codificados genéticamente[14] El lugar donde suceden estos fenómenos es en las células de dentro de los botones gustativos (Fig.5).

Dentro de esos botones existen tres tipos principales de células receptoras que activan determinadas percepciones. Tenemos las células Tipo I que gestionan el gusto salado, las Tipo II que lo son para el gusto umami, el dulce y el amargo, y las del Tipo III para el ácido.(Fig.7).

Células especializadas

Tipo I (Salado)

Tipo II (Umami, Dulce, Amargo)

Tipo III (Ácido)

Fig.7 Distintos tipos de células para los distintos gustos.

Las células receptoras Tipo I y las Tipo III participan en la detección del gusto salado y ácido, que actúan vía canales iónicos, mientras las de Tipo III de detectan los gustos dulce, amargo y umami que su acción se lleva a cabo vía las proteínas de membrana denominadas "**G-protein-coupled receptors,** por medio de sus nervios VII, IX, mientras que lo picante lo pungente, caliente, ardor y lo frío lo gestiona el nervio Trigémino (V) y el movimiento de la lengua que lo hace el nervio hipogloso (XII).

<u>3-El sentido del gusto (receptores)-</u>

Las células receptoras que hemos descrito en el capítulo anterior, presentan toda una serie de senso-receptores que están involucrados en la detección de los distintos gustos, este tipo de senso-receptores se denominan TAS1R1, TAS1R3 TAS1R2, TAS1R3, TAS2Rs, PKD2L1, PKD1L3, TRPs y TRPV1, TRPM8, TRPA1. La distribución de todos ellos, por la orofaringe, hace que existan ciertas predominancias sensoriales.

No solo existen estos, hay más gustos que están apareciendo que producen generación de percepción gustativa, de hecho hay muchos más receptores pero que no se incluyen en esta lista por no estar vinculados al sistema gustativo.

Veamos cada uno de los receptores como están vinculados con las distintas percepciones gustativas tales como el gusto sabroso, también denominado umami que viene a ser como un percepción ácido-dulce, el gusto dulce, el amargo, el salado, el picante, el frío, el picante pungente, el picante quemante, el frío, y el graso. En la Fig. 8 podemos ver los distintos tipos de sensaciones, así como porque se les ha otorgado dichos nombres.

Tipos de Receptores del Gusto

- **Umami** ;TAS1R1 (Taste Receptor Type 1, member 1)
        TAS1R3 (Taste Receptor Type 1, member 3)

- **Dulce**:TAS1R2 (taste receptor type 1, member 2)
        TAS1R3 (taste receptor type 1, member 3)

- **Amargo**:25 tipos de TAS2Rs (taste receptor type 2)

- **Salado:** PKD2L1 (polycystic kidney disease 1)
        PKD1L3, (polycystic kidney disease 3)

- **Picante quemante** (Capsaicina): TRPs y TRPV1

- **Frío**: (Mentol, Alcanfor,Etanol) TRPM8

- **Picante pungente**:(Aceite Mostaza, Wasabi, Rábano picante, ajo) TRPA1

- **Grasa.** Posible Receptor CD36, GPR120 Y GPR40

Fig. 8. Podemos observar los distintos receptores y el origen anglosajón de sus nombres que tiene cada receptor. Cada uno de los 3 tipos de células (I, II, y III) tienen, dependiendo de su función, distintos receptores del gusto.

Estos distintos receptores se encuentran en la membrana celular de los tres tipos de células para el gusto.[15] (Fig.9)

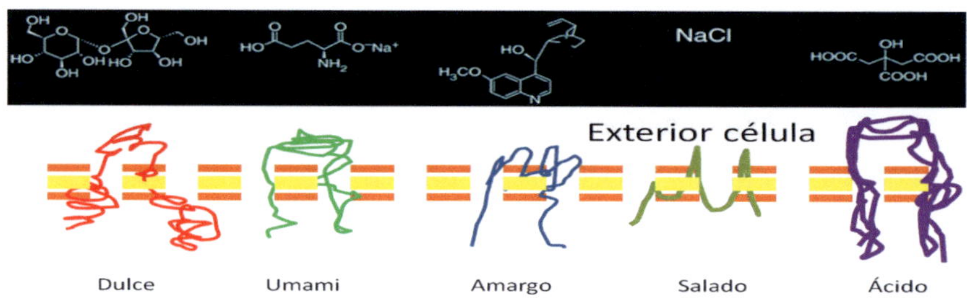

Fig. 9, Receptores atravesando la membrana celular ("Receptores de Transmembrana", La parte externa de la célula contacta con el estímulo.

Hay gustos nuevos descubiertos. En la fig.10 y 11a se exponen los 13 gusto que se tienen en cuenta en la actualidad y las substancias que los producen.

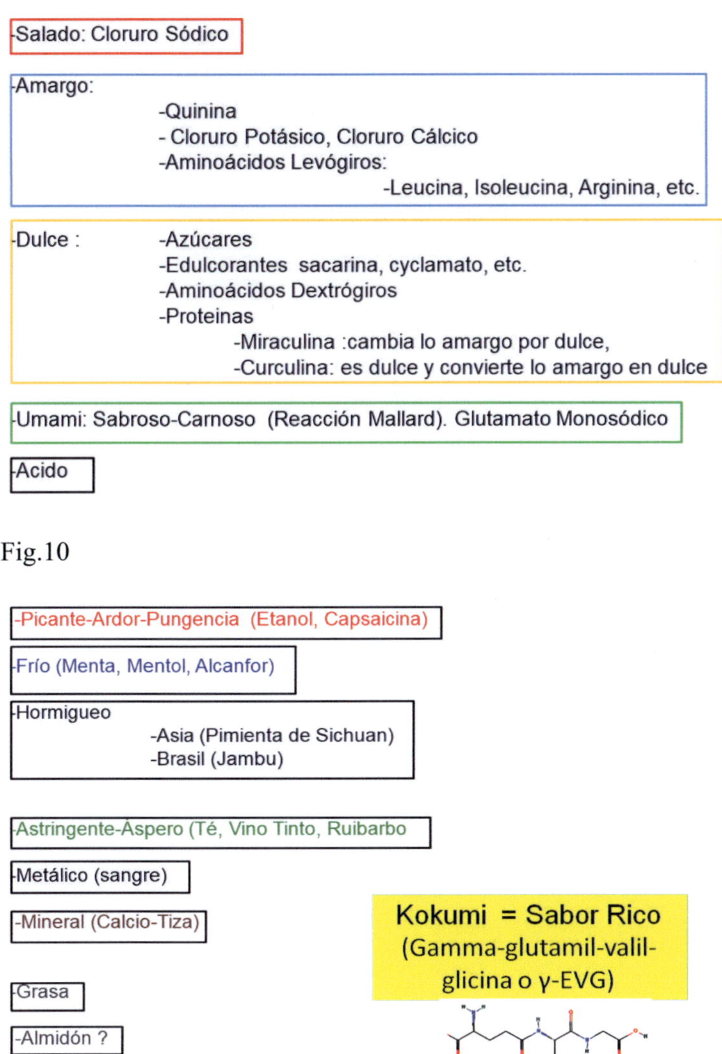

Fig.10

Fig.11a

No todos los gustos expuestos, tienen confirmados sus senso-receptores. Hay gustos que son descritos verbalmente, a partir de las sensaciones, sin que todavía se haya descubierto si tienen o no sus correspondientes senso-receptores. Y para complicar más las cosas, hemos de saber que existen distintas sustancias que producen el mismo efecto de gusto por ejemplo:

-Salado tenemos Cloruro Sódico, Calcio, Potasio, Litio, Amonio,

-Para el Amargo:

-Quinina

- Cloruro Potásico, Cloruro Cálcico

-Aminoácidos Levógiros:

Leucina, Isoleucina, Valina, Arginina,

Metionina, Fenilalanina, Tirosina, Triptofano, Histidina

-Para el gusto Dulce:

-Azúcares

-Edulcorantes (sacarina, ciclamato, acesulfamato-K,

aspartamo, neotamo, advantamo, sucralosa, etc.)

-Aminoácidos Dextrógiros

-Proteínas como laTaumatin, Monellin, Brazzein, Pentadina, Miraculina (cambia lo amargo por dulce), Neoculina o Curculina es dulce y convierte lo amargo en dulce)

-Umami: MSG, IMP, GMP, la reacción Mallard

-Kokumi (plenitud de boca)

-Acido: Ácidos

Existen otros gustos, que están en estudio, aparte de los clásicos como son:

-**Picante-quemante-ardor-calor**. Sustancias como el etanol (alcohol normal) y
la capsaicína del pimiento picante, la piperina de la pimienta negra,
el gingerol de la raíz de jengibre y el isotiocianato de alilo del rábano picante.
-**Lo picante-frío-fresco**. Como la menta piperita, menta verde mentol,
el anetol, el etanol y el alcanfor.

Pero también otras percepciones tales como:

-**El Entumecimiento, hormigueante**, (pimienta de Sichuan, el ajípicante y el
jambu.

-**El Astringente-áspero** como el té, el vino tinto o el ruibarbo.

-**El metálico**[16,17] producido por reacciones químicas entre substancias, por
fármacos o por alteraciones del gusto.

-**El gusto a Calcio**, Se conocen receptores del calcio en el mundo animal.

-**Gusto Grasa**. Posible receptor del gusto llamado CD36[18] localizado en las
papilas gustativas circunvaladas y foliadas).[22] y posibles receptores acoplados
a proteínas Gs GPR120 y GPR40 (pág.16)

-**Sabor a almidón**. Se ha sugerido que los humanos pueden saborear
el almidón (en concreto, un glucosa oligómero) independientemente de otros
sabores como el dulce. **Sin embargo, aún no se ha encontrado ningún
receptor químico específico para este sabo**r.

-**Sabor pleno**. Kokumi, que quiere decir "sabor pleno" o "rico" y describe los
compuestos de los alimentos que no tienen sabor propio, sino que realzan las
características cuando se combinan, Incluso potencia al umami. Así, junto a los
cinco sabores básicos de dulce, ácido, salado, amargo, el *kokumi'* se ha
descrito como algo que puede mejorar los otros cinco sabores mediante la
ampliación y la prolongación de los otros gustos, y por lo tanto del "sabor de
boca".

Este conjunto de percepciones nos muestran que el concepto del gusto es un territorio extraordinariamente amplio. Podemos ver ya que lo que nos falla, no es tanto la falta de un vocabulario como la falta de su utilización.

Una vez explicado los elementos básicos, tenemos que indicar que los territorios clásicos del gusto, donde la lengua está dividida en áreas de localización de los gustos, son un concepto ya anacrónico (Fig.11b). Para entender dicho anacronismo hemos de adentramos en la visión ampliada, e incluso extendida del sentido del gusto.

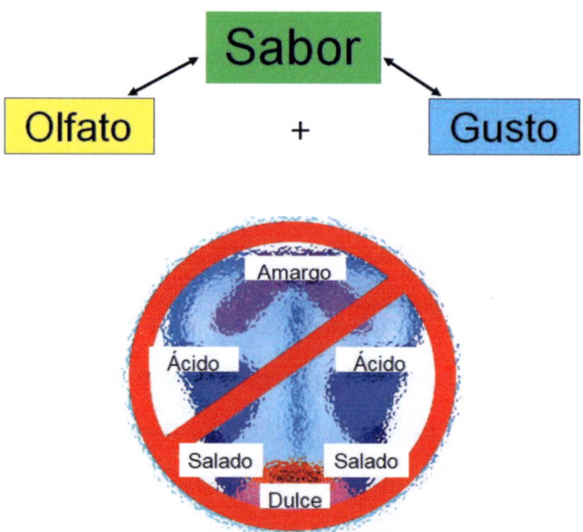

Fig. 11b. Áreas clásicas de localización del gusto, que ya no tienen sentido.

4-Visión extendida del Gusto-

El gusto, que se encarga de la gestión de lo dulce, lo salado, lo ácido, lo amargo, lo umami, y otras más, como ya hemos expuesto, está sustentado, en primera instancia, de la sapidez (palatabilidad) constituido por la presencia de "otros" sentidos, a parte el gusto. Esas otros sentidos, son el tacto (textura, temperatura, hidratación, etc.) , el dolor, el sonido, el color , los receptores del sistema neurovegetativo (simpático y parasimpático) y del sistema nervioso motor, a los que hay que añadir las percepciones gustativas que se conocen en la actualidad. Es más, éste sistema "Sápido" que hemos descrito, junto con el olfato, forma parte de lo que llamamos sabor. El sabor es la conjugación de lo Sápido y del Aroma (el olor de lo que se come e ingiere). Lo sápido debe entenderse como el conjunto de percepciones que aparecen en la boca que no forman parte del mundo de olor. El aroma es la estructuración olorosa que es influida por la acción sápida de lo que penetra en nuestra boca, y que vía retronasal, al tragar penetra en la nariz y activa el sistema olfativo donde encontramos también las mismas "otras" percepciones producidas por las mismas "otros" sentidos que participan en la construcción del gusto, pero que ahora se hallan en las fosas nasales, a diferencia de las del gusto que se hallan en la boca (fig. 12,13a, y 13b).

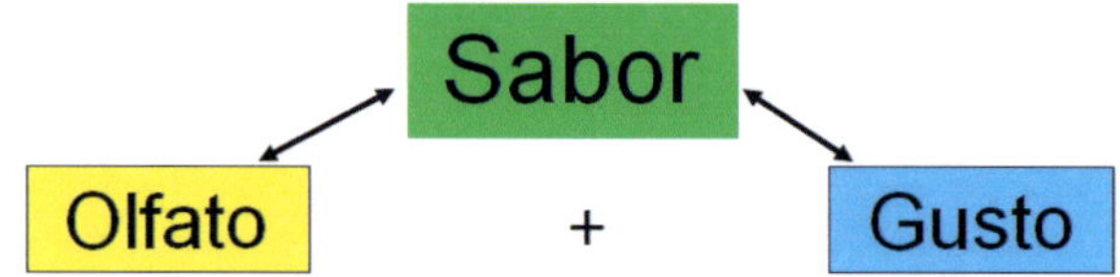

Fig.12. El sabor está construido por el Olfato y el Gusto.

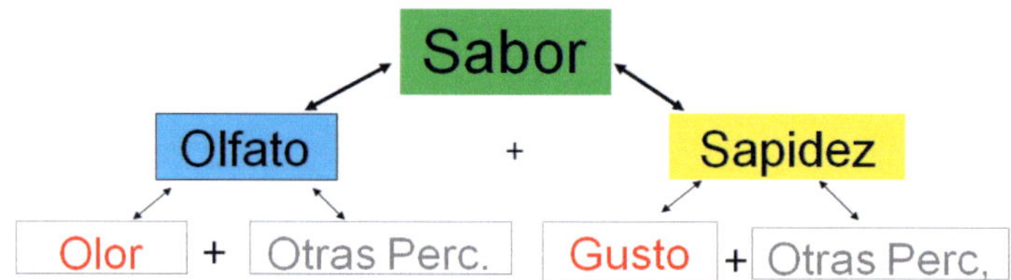

Fig. 13(a) Como podemos ver el olfato capta el olor y otras percep-ciones, mientras que la sapidez capta el gusto y también otras percepciones.

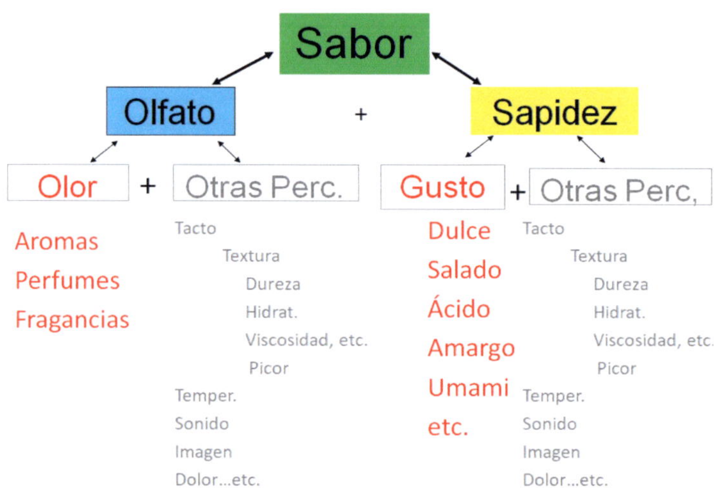

Fig.13(b) Visión más ampliada de la características de cada una de las partes del sabor, donde se halla el gusto.

A este tipo de formato en el cual un sentido es influido por los otros sentidos, lo denominamos "Polimodal". El término "modal" puede despistarnos, ya que habitualmente no la utilizamos, sin embargo es el lenguaje que a nivel multidisciplinar e internacional se utiliza para referirse a los sentidos. Así, si hablamos de los 5 sentidos podemos decir que disponemos de 5 modalidades.

Con respecto al término "Polimodal", nos indica, como ya hemos expuesto, la presencia de varios sentidos actuando juntos; de hecho, todos los sentidos son Polimodales, es decir cada uno de los sentidos depende de los otros sentidos, es más podemos decir que "todos" los otros sentidos siempre están influyéndose los unos a los otros, por lo que podríamos inventarnos el término "todomodal".

Nos centraremos en el análisis del gusto desde la visión Polimodal. Los nervios que participan en dicha polimodalidad, como ya hemos indicado, se denomina Pares Craneales (nervios que nacen en el seno del cerebro y salen del cráneo por determinados orificios). No nos detendremos en ellos, para no complicar el objetivo de este libro. Empezaremos por los receptores del tacto, lo picante y del dolor [19] que desarrollaremos en el siguiente capítulo, para poco ir avanzando en las distintas partes de la visión global.

5-El sentido del tacto y el picante -

Estamos acostumbrados a entender que el gusto es lo dulce, lo salado, lo ácido y lo amargo, pero hay otras percepciones tales como el dolor y el picante (Fig.14)..

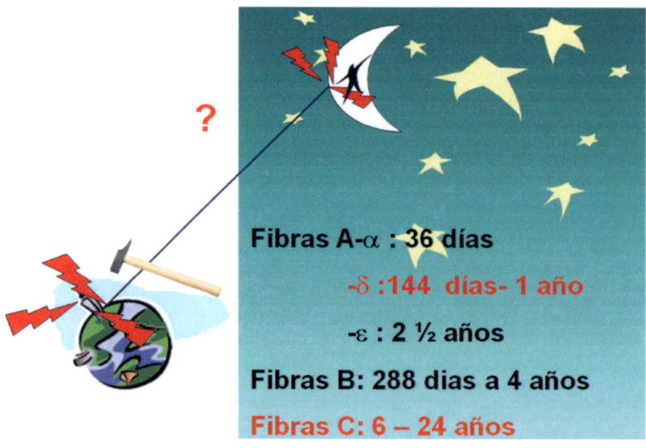

Fig.14. Fibras nerviosas que transmiten el dolor y su velocidad comparada.

Los receptores y fibras que transmiten el dolor son las fibras A-Delta (δ) que son mielínicas (forradas) que transmiten el impulso de 4-30 mts/seg. , y las fibras amielinicas (no forradas) C, que son las más abundantes, y transmiten más lentamente, 0'4-2mts/seg. . Podemos ver en la fig,14 la diferencias de velocidad de transmisión suponiendo el caso de una persona que estuviese en la Luna y uno de los brazos fuese tan largo que su mano estuviera en la Tierra. Si alguien con un martillo golpease esa mano, la persona percibiría el dolor y sus características en distintos tiempos por ejemplo, para las fibras A-δ tardaría 144 días a 1 año apercibir el tipo de dolor que generan, mientras que las fibras tipo C tardarían en dar la sensación entre 6 y 24 años en el tipo de dolor que producen.

Los investigadores que han aportado últimamente información sobre los receptores del dolor y el tacto son los premios nobeles de medicina del 2021: Ardem Patapoutian y David Julius (Fig. 15). Ardem y Julius aportaron nuevas investigaciones, por líneas separadas, acerca del dolor de causa térmica, mecánica, química, quemante y tacto.

Premios Nobel 2021

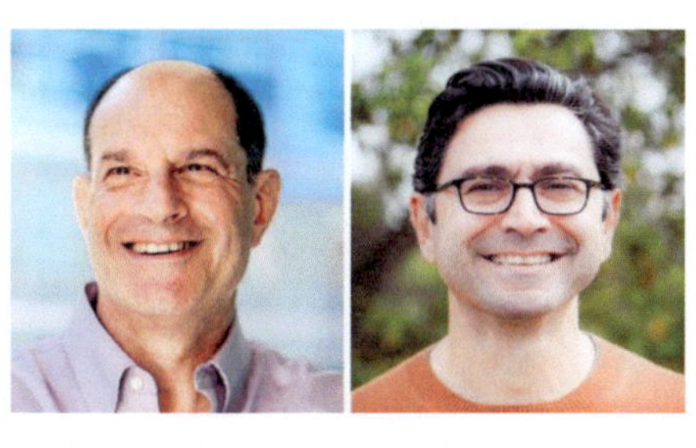

Fig. 15. https://www.bbc.com/mundo/noticias-58787574

Ardem Patapoutian es un biólogo molecular armenio nacido en Líbano y emigrante en Estados Unidos. En 2021 (56 años) recibió el Premio Nobel en

Medicina y Fisiología en conjunto con David Julius por sus descubrimientos en los receptores de temperatura y tacto. Trabaja en el Scripps Research Institute. Patapoutian hizo un experimento que condujo al hallazgo de un tipo diferente de receptor que se activa en respuesta a la fuerza mecánica o al tacto.

David Julius es un bioquímico estadounidense y tiene 66 años. Actualmente es profesor de la Universidad de California en San Francisco, encontró que hay un receptor (una parte de nuestras células que detecta lo que hay a su alrededor) que respondía a la capsaicina, que también hallamos en los pimientos o chiles picantes. Otras pruebas mostraron que el receptor respondía al calor y se activaba cuando había temperaturas que causaban "dolor".

A su vez Julius y Patapoutian encontraron un receptor que podía detectar el frío. Otro hallazgo fue que encontraron que el sensor de calor TRPV1 estaba involucrado en el dolor crónico y en cómo nuestro cuerpo regulaba la temperatura central. Encontraron también que el receptor táctil PIEZ02 tenía múltiples funciones, como era participar en la micción (función de orinar) o participación en la regulación de la presión arterial. Así mismo se ha encontrado, por ejemplo, que el receptor TRPA1 participa de los estornudos y reflejos de la tos.[20,] Con lo expuesto se ve claramente como un mismo receptor participa en distintas funciones (Fig.16) . Este aspecto tiene una importancia relevante, ya que supone una nueva visión del concepto de sentido y de senso-receptor. Que un sentido tenga más funciones de las previstas y que se halle en más lugares de lo previsto, sugiere la existencia de acciones que rompen el esquema rígido que los sentidos siempre han tenido, motivo por el cual toda la sensorialidad deberá replantearse, como expondremos más adelante.

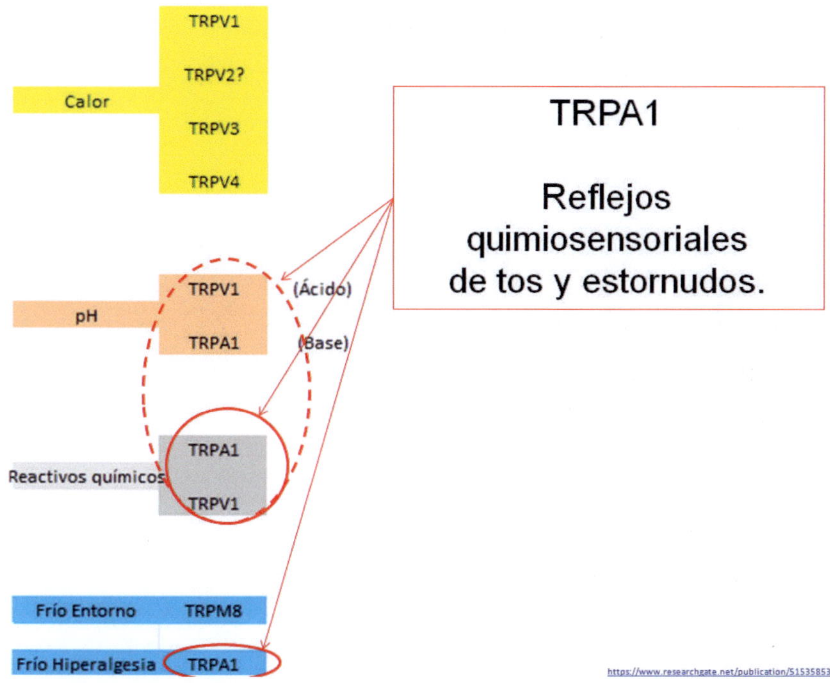

Fig.16. Distintos receptores TRP[21] en distintos lugares sensoriales.

Uno de los receptores se encarga de la percepción de calor y picante es la capsaicina (Fig.17)

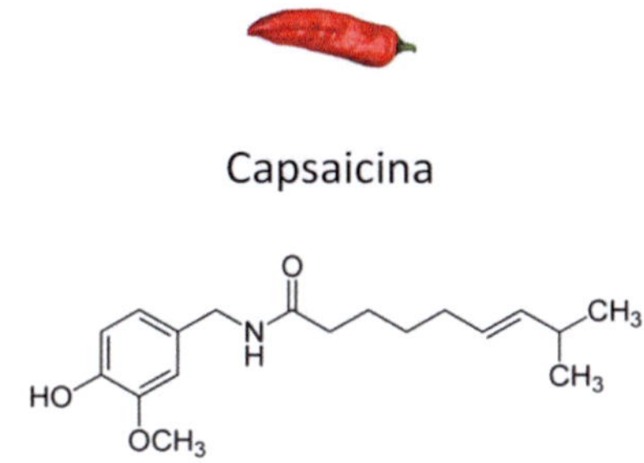

Fig.17. La capsaicina se encuentra en los pimientos tipo chile y jalapeños .

El descubrimiento de David Julius de los receptores TRPV1para la temperatura, permitió comprender cómo las diferencias de temperatura pueden inducir señales eléctricas en el sistema nervioso.[22] Este tipo de receptores vuelven a demostrar que participan en distintas funciones , como ya hemos visto en la Fig.16 y vemos en la fig.18.

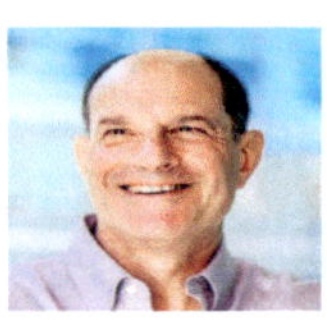

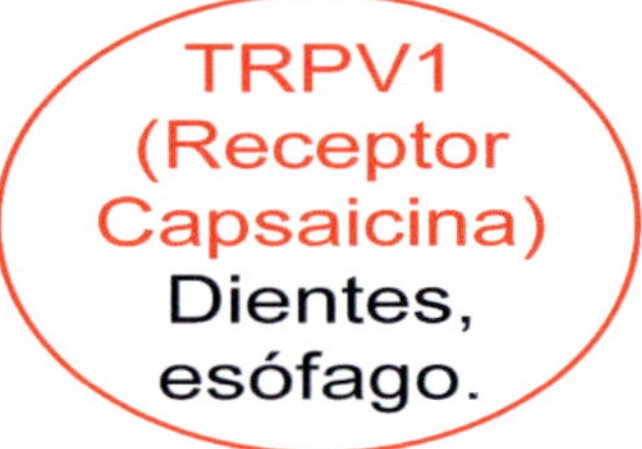

Agonista / antagonista (Productor / Compañía)	Canal (Modo de acción)	Uso Clínico / fase del estudio	Patología dolorosa específica
AMG517 (Amgen)	TRPV 1 (bloqueador de los canales)	Fase Ib / Fase II-terminado	Dolor dental
ABT102 (Abbott)	TRPV 1 (bloqueador de los canales)	Fase I-completado; Fase II-desconocido	Los voluntarios sanos
GRC 6211 (Lilly / Glenmark)	TRPV 1 (bloqueador de los canales)	Fase I-II Fase	Dolor dental
SB-705498 (GlaxoSmithKline)	TRPV 1 (bloqueador de los canales)	Fase II-completado	Dolor dental
		Fase II terminado	Dolor rectal
MK-2295 (Merck-Neurogen)	TRPV 1 (bloqueador de los canales)	Fase II-completado	Postoperatorio, dolor dental
AZD1386 (Astra-Zeneca)	TRPV 1 (bloqueador de los canales)	Fase I-completado	Dolor esofágico
		Fase II-completado	Dolor dental

Fig.18. Podemos observar que un receptor, que en principio tenía la función de detectar estímulos térmicos y dolorosos de la piel, los vemos en otras partes del cuerpo incidiendo en otras funciones totalmente distintas. (*Ana Gabriela Medina Torres (Algología, INCMNSZ). Revisión Bibliográfica: Canales TRP nociceptivos en múltiples patologías del dolor*).

Recordemos que estamos hablando de receptores de trans-membrana. (Fig. 9 y 19). Un receptor de transmembrana, tal y como se describe en la fig,9, es una estructura química que traviesa la membrana celular de dentro a fuera para luego

volver a penetrar en la célula de fuera a dentro. La zona extracelular de dicha
estructura, es la parte donde el estímulo (gustativo) activa al receptor desencadenando
la sensación del gusto.

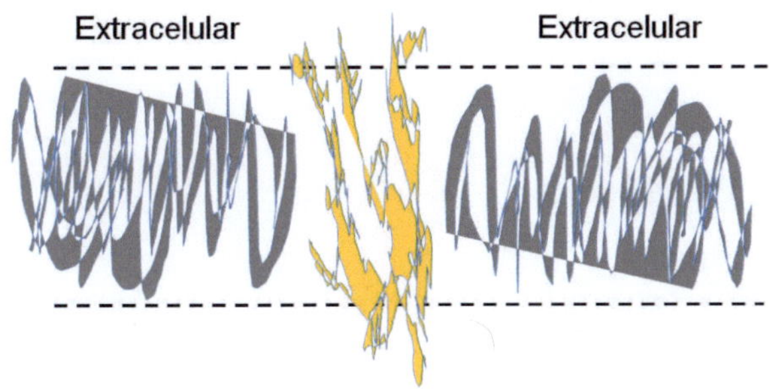

Fig. 19. Disposición (en amarillo) de las estructuras de los receptores de
transmembrana tipo TRPV1[23].

Julius y Patapoutian utilizaron la sustancia química mentol (Fig.20) para
identificar el senso-receptor TRPM8, que se activaba con el frío. Se identificaron, así
mismo, otros canales iónicos, pero esta vez relacionados con el TRPV1 y el TRPM8
y se comprobó que se activaban con diferentes temperaturas.

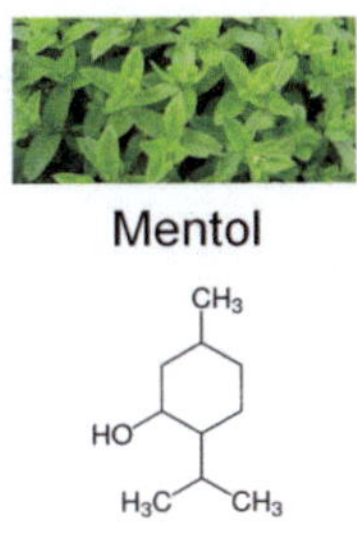

Fig. 20. Estructura química el mentol.

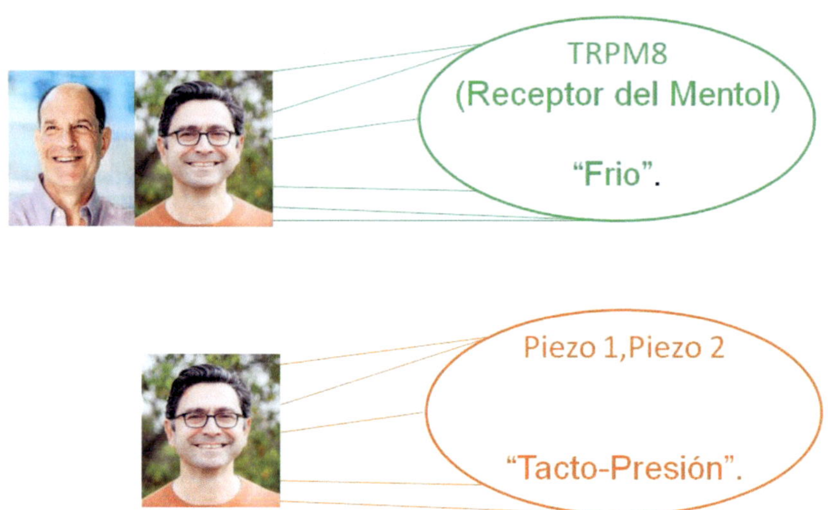

Fig.21. Receptores investigados por los dos premios nobeles.

Por su parte Patapoutian descubrió dos canales iónicos mecano-sensibles que denominó Piezo1 (Piezo significa presión en griego) y Piezo2 (Fig.21) que se activan por presión sobre la célula y forman parte de la sensación del tacto, de la detección de la posición y su movimiento.

Hay una gran variedad de canales del tipo TRP como son losTRPV1-4, TRPA1, TRPM2, TRPM4-5, TRPM8 y TRPC5 que codifican estímulos térmicos (para la temperatura, para la sensación de caliente del picante y de frío del mentol), químicos (dolor) y mecánicos. Así mismo se ha visto que participan en otras funciones como la termorregulación, la secreción salival, la inflamación, la regulación cardiovascular, el tono del músculo liso, la homeostasis del calcio y el magnesio. En cuanto a los sensores Piezo (Piezo1 y 2) se ha visto que participan en el tacto (Piezo1), presión arterial, respiración, control vejiga de la orina y posición y movimiento corporal[24] (Fig.22).

TRPV1

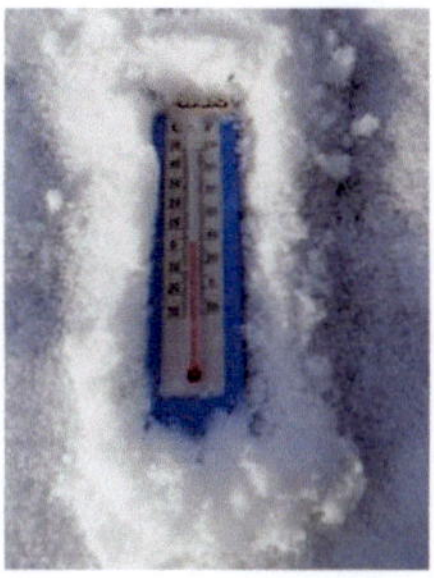

Detectores

-Térmicos (calor / frío)
-Mecánicos / Químicos
-Dolor agudo y persistente
-Ardor del ají picante
-Fría del mentol.

PIEZO2

-Piezo1 / Piezo2

-Regulan tacto

-Piezo2

-Posición y movimiento del cuerpo
-Presión arterial
-Respiración
-Control vejiga urinaria.

Fig. 22. Acciones de los distintos receptores[25].

6-La "Panubicación" de los receptores del gusto-

Se ha visto que los receptores del gusto no solo se hallan en los territorios de la boca y la faringe, sino que también los podemos encontrar en el tejido adiposo (grasas), los macrófagos, las vías aéreas y cavidades nasosinusales, tráquea y bronquios, tracto gastrointestinal, páncreas[26], testículos [27], un ejemplo de ello son los senso-receptores del gusto amargo en la piel[28].

Se ha comprobado, que los receptores del gusto amargoT2R38, también regulan las defensas de la mucosa de las vías respiratorias superiores. Este tipo de receptores detectan las secreciones tóxicas bacterianas, que no solo actúan en los pulmones sino también en las cavidades sinusales en presencia de sinusitis, e incluso se ha descubierto, así mismo, la activación de dichos receptores en situaciones de hiperglucemia [29,30].

También se han encontrado receptores del olfato, en este caso, en cerebro, piel, ojos, musculatura vías aéreas pulmones. corazón, hígado, bazo, riñones, páncreas, colon, células enterocromafines, vejiga, próstata, testículos, sangre, músculo esquelético.[31, 32]

¿Qué importancia tienen estos receptores en el mundo del sabor?

Es sorprendente descubrir que aquello que siempre dábamos por sentado sobre los senso-receptores de nuestro cuerpo, es decir que solo los hallábamos ejerciendo una función concreta y específica en cada órgano como los conos y bastones en los ojos, botones gustativos en la lengua, temperatura, presión, en la piel, células olfativas en la nariz, y etc., hoy sabemos que ya no es así, puesto que tales senso-receptores, los podemos encontrar en diversos sitios de nuestro organismo, participando de funciones totalmente distintas a las que en exclusividad se les suponía.

Sin embargo lo más inquietante, no es lo expuesto, sino intuir que si estos sensores sensoriales son capaces de participar en distintas funciones, nos surge la pregunta de: ¿no estarán llevando a cabo, ya dichas funciones, que son distintas a las que habitualmente teníamos entendidas, en los lugares que siempre se les había ubicado de forma exclusiva?

En otras palabras, podría suceder, por ejemplo, que un sensor olfativo (situado en la nariz) o un sensor del gusto (situado en boca) podría estar gestionando también funciones pulmonares, renales, cardíacas, etc. ya desde su ubicación clásica que les corresponde por el hecho de activarse por olores o por gustos. Pero hay más, podríamos sospechar que estos receptores, distribuidos por los distintos órganos de nuestro cuerpo, se podrían activar por estímulos clásicos propios pertenecientes a ellos mismos, por ejemplo receptores del gusto situados en el intestino pueden ser activados al contactar con ellos determinados gustos; o que receptores de los olores situados en los pulmones quedan activados desarrollando una función distinta a la clásica olfativa.

Estas conjeturas, han dejado de serlo, ya que en la actualidad, lo que hemos descrito como posibles acciones, suceden como tales.

Estamos viendo que significa descubrir receptores del gusto. Hemos hecho referencia al sistema respiratorio, entre otros, y como estamos en el territorio del sabor, nos adentramos en el sistema digestivo, territorio apropiado del mundo del sabor y sus influencias. Tomamos como ejemplo el sistema enteroendocrino (conjunto celular) distribuido por todo el sistema digestivo, que conecta con el

sistema sensorial[33], y por tanto forman parte del sabor, en tanto en cuanto su

vinculación modifica la "apetitosidad" de un nutriente, un alimento o una comida

para la persona. Esto nos permite, por ejemplo entender la existencia de las

preferencia del azúcar por encima de las de los edulcorantes[34], también nos favorece

la comprensión de que ciertos olores pueden ser entendidos como aromas, ya que

recordemos el sabor es, de forma resumida, [(gusto+ olor) x tacto]. O los efectos del

sandalore (Fig.23) sobre la regeneración tisular capilar[35], o su efecto sobre la

leucemia reduciéndola[36].

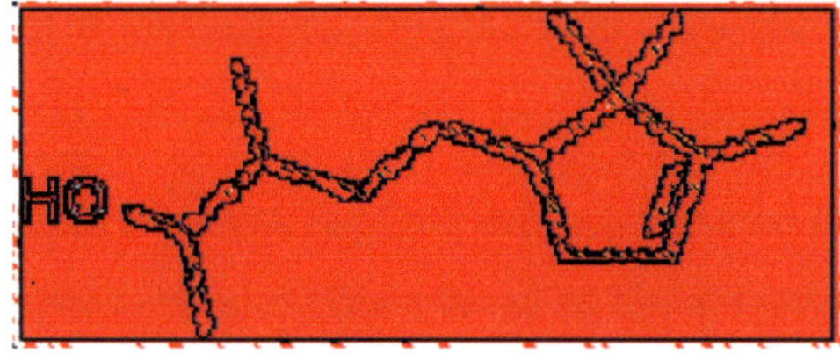

Fig. 23. Estructura del Sandalore

O por ejemplo los efectos disfágicos (alteración de la deglución) producidos

por la covid[37] y la acción de ciertos aromas y olores como el mentol que favorece la

deglución, al aumentar la frecuencia deglutoria, por reducción del tiempo entre

deglución y deglución, efecto que tiene el agua fría (23º) pero en menor grado

que el mentol [38].

Dicho efecto similar lo encontramos con la canela por medio del

cinamaldehido (compuesto orgánico responsable del sabor y del olor

característico de la canela); que asociado al $ZnSO_4$ (sulfato de zinc) aumenta la

frecuencia de deglución[39](Fig.24).

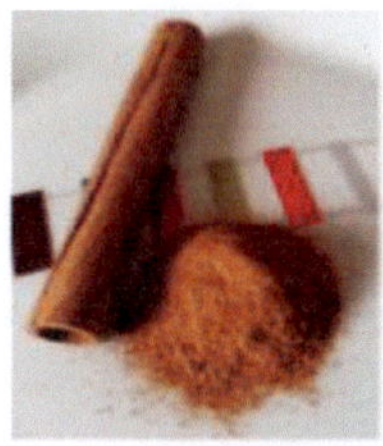

Fig. 24. La canela como adyuvante de la deglución

El tacto es otro de los componentes de gusto. Una de las formas de activar los gustos es por medio del tacto lingual eléctrico. Así por ejemplo existe la posibilidad de potenciar el gusto, sin aumentar la presencia de sustancias químicas, o incluso reduciendo su presencia, como puede ser la percepción del gusto salado con muy bajas concentraciones de cloruro sódico en la comida, o de otros gustos, todo ello conseguido por medio de estimuladores electrónicos, como son el caso de los diseños hechos por el profesor Dr. Homei Miyashita de la Universidad Meijii del Japón, que logran, por medio de utensilios habituales para la comida (vasos, tazones, platos, palillos), a los que les ha conectado sistemas de corrientes de muy baja intensidad aumentar dichas percepciones.[40, 41] Se trataría de una tecnología que podría calificarse de aumentadora de la realidad(Fig. 25 y 26).

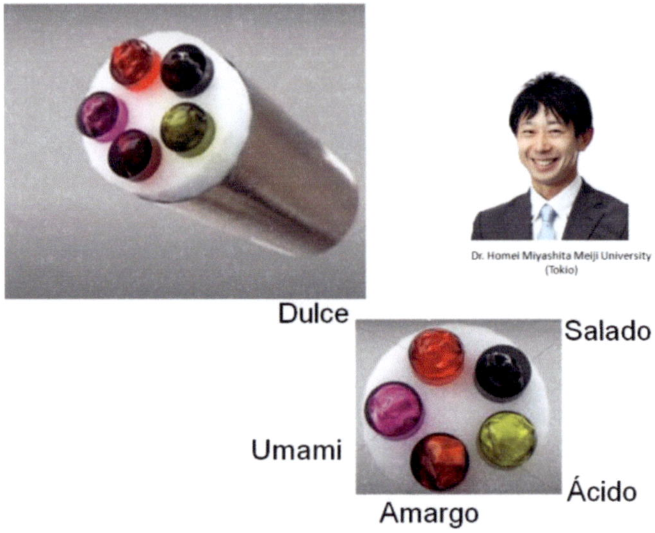

Fig. 25. Diseño del estimulador de gustos del Dr. Homei Miyashita, el cual al ser puesto en la lengua se pueden percibir los distintos gustos.

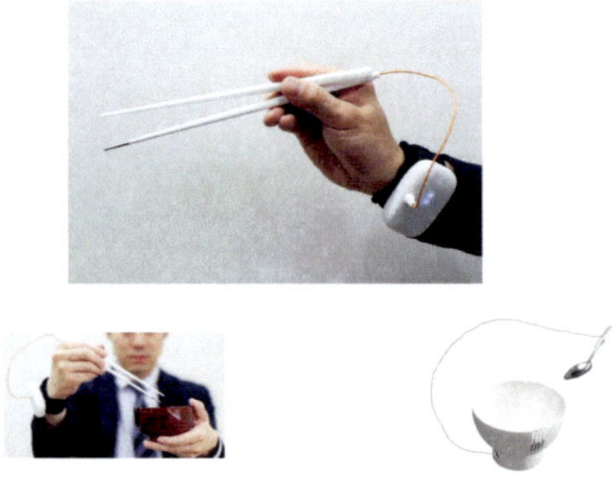

Fig. 26. Diseño de palillos elector-estimulados del Dr. Homei Miyashita, Dichos palillos están conectados a una batería, cuyo circuido queda conectado con el cuenco donde se halla la comida, y que es sostenido en la otra mano, cerrándose el circuito al poner la comida en la boca.

7-<u>Transgusto, Gusto Gestado, Microbioma y Fármacos-</u>

Tenemos algunos nuevos aspectos y conceptos sobre el mundo del gusto como son el "Transgusto", "Gusto Gestado" Microbioma y el "Fármaco-Gusto"(Fig.27).

-Transgusto

-Gusto Gestado

-Microbioma

-Farmaco-Gusto

Fig. 27 Nuevas dimensiones del gusto y sabor

¿A qué nos referimos cuando hablamos de transgusto? El transgusto consiste en tener presente la percepción que aportan al gusto los otros sentidos distintos al gusto. Si hiciésemos la experiencia de anular todos los sentidos menos el gusto, nos daríamos cuenta de la pobreza del sentido del gusto al aislarlo del resto de sentidos. Hemos explicado que el gusto forma parte del sabor, el cual está construido por la combinación de la acción de los otros sentidos. Si imaginamos el ponernos un trozo de manzana en nuestra boca, podemos darnos cuenta de que esta tiene una forma (visión), un olor (olfato), tienen una dureza, un peso una temperatura, (tacto) y genera un ruido, un sonido (masticado, insalivación). Dicho de otra manera, el gusto que forma parte del sabor depende para su buena función, de la participación de los otros sentidos. En la medida que los otros sentidos, y no solo el sentido del gusto, están alterados, el gusto queda modificado. Podemos variar el gusto modificando los otros aspectos que participan en los otros sentidos. Si teñimos un vino blanco para que parezca un vino tinto, éste será percibido como vino tinto, si, con los ojos tapados, sacamos (anulamos) el sonido crujiente de unas patatas chips, mediante la aplicación de un sonido en los oídos que no permita escuchar el crujir de las mismas, no identificaremos que se trata de unas chips cuando loas introduzcamos en la boca y las masquemos. Pero esto no sucede solo con el gusto, sino que sucede con el resto de sentidos en relación con los demás. Ello significa que, no solo el sentido del gusto, si no que todos los sentidos están co-construidos y dependen unos de otros.

Se hace evidente que el concepto de transgusto consiste en el gusto que navega a través los demás sentidos quedando impregnado de las características de todos los otros sentidos, se trata pues de un Codificación, tal y como la describíamos en la introducción de este libro.

Si ahondamos más aún en el mundo de los sentidos ¿Qué descubriremos más? Descubriremos que al territorio de los cinco sentidos clásicos, tenemos que añadir otros 5 sentidos más, como mínimo. Estos otros sentidos son: el Equilibrio, el Dolor, la Presión, la Concentración y el sentido Cronobiológico; por lo que podemos decir que disponemos de 10 sentidos (Fig.28)

¿Qué descubriremos más?

10-Sentidos

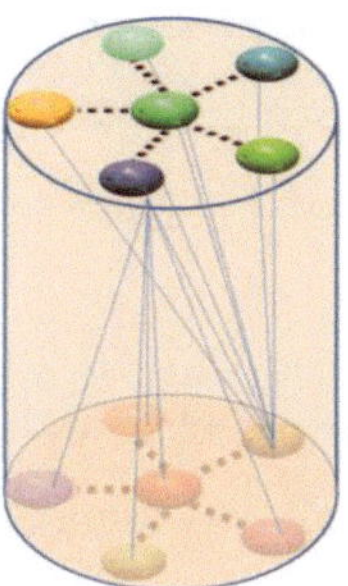

Fig. 28 Tenemos más de 5 sentidos, tenemos 10 sentidos que se hallan interconectados influenciándose mutuamente.

Si intentamos describir esos otro cinco sentidos encontraremos que; El sentido del equilibrio es el que nos permite conocer la estabilidad de nuestro cuerpo y su desplazamiento (si esta inmóvil, si gira hacia un lado u otro, si acelera, si frena, sube, baja, va hacia adelante o hacia atrás, etc.).

El sentido del dolor nos informa de alteraciones estructurales y/o funcionales del cuerpo.

El sentido de la presión se encarga de detectar la presión que ejerce la materia en sus tres estados habituales (sólido, líquido y gaseoso), o lo que es lo mismo, la presión que ejerce toda materia sólida ingerida por nosotros, como puede ser el volumen de comida en nuestro estómago, lo mismo sucede con la incorporación de los líquidos en nuestro cuerpo, como ocurre en la vejiga de la orina cuando esta está llena, o la tensión arterial, y en el caso de la presión que ejercen los gases en nuestro cuerpo, a nivel pulmonar, gástrico e intestinal. Estos son solo unos ejemplos.

Si nos fijamos en el sentido de las concentraciones también hemos de entrar también en los tres estados de la materia, sólido, líquido y gaseoso, como sería el caso la concentración de sales en nuestro cuerpo, de hormonas como la insulina, de neurotransmisores como la dopamina, y en los líquidos tendríamos la disolución de la glucosa, o de proteínas, mientras que en los gases sería la concentración Oxígeno, Anhídrido carbónico, Nitrógeno, etc.

Por último, pero no definitivo tenemos el sentido Cronobiológico, que se encarga de regular nuestro reloj biológico. Este sentido nos dice en qué momento del día estamos y por lo tanto que funciones son más importantes de llevar a cabo en cada momento, ya que nuestro cuerpo modifica su sensorialidad en función de las horas del día, mes, estación y edad.

En resumen y dicho de otra manera, cada uno de estos cinco otros sentidos, influyen y modifican las capacidades de los otros cinco sentidos, entre ellos: el gusto. De hecho, existen más sentidos de los que hemos expuesto aquí, pero de los que no vamos a hablar para no complicar la comprensión del gusto, pero ya podemos decir que el sentido del gusto es un "Transgusto Multisensorial".

Si avanzamos un paso más, y retomando el hilo de uno de los filtros mencionados en el primer capítulo, podremos ver que la construcción del sentido del gusto se realiza durante la gestación, partiendo de ese conocimiento podemos describir la influencia de la madre, sobre la futura persona, en los estadios embrionarios y fetales de la gestación con respecto al gusto. Por lo tanto el gusto es uno de esos territorios que son influidos (educados) por las apetencias e influencias maternas mientras estamos siendo gestados. El *gusto*, que inicia su desarrollo antes que el olfato, es capaz de distinguir distintos matices que obtenemos en nuestra ingesta de líquido amniótico. Tal función se realiza por medio de las papilas gustativas que se hallan en nuestra lengua, paladar, garganta, esófago e incluso laringe. Gracias a dichas papilas distinguimos, por ejemplo, entre dulce y amargo lo que se constata con el cambio en la frecuencia de nuestras degluciones en nuestro estado fetal. Así cuando percibimos el gusto dulce presentamos más movimientos de deglución de líquido amniótico que cuando percibimos algo amargo.

Esto supone que nuestras apetencias gustativas ya se están definiendo en el estado fetal (Gusto Gestado). El feto ya es capaz de distinguir entre el gusto de la col rizada (expresión facial desagradable) y el gusto de la zanahoria (expresión facial de agradable), y entre el gusto anisado o no[42,43].

También es capaz de percibir las texturas (duro-blando, liso-rugoso, áspero-suave, etc.) de las substancias en dilución que llegan al liquido amniótico, con la finalidad de ir conociendo los distintos gustos de las distintas sustancias que nuestra madre va incorporando a su organismo, ya que aquello que la madre come puede llegar también al líquido amniótico.[44]. Es más, toda ingestión, está rodeada de un estado emocional, afectivo (sentimientos) y razonativo. "Mis emociones, sentimientos y razonamientos como madre, influyen en la percepción del gusto del hijo que estoy gestando", esta influencia se lleva a cabo por dos vías, la primera es por el grado de apetencia que la madre posee sobre un determinado tipo de comida; si come frecuentemente un determinado tipo de comida, muy frecuentemente le llegará al embrión/feto, vía el cordón umbilical, los productos propios de la digestión de ese tipo de ingesta, por lo tanto el futuro bebé ya tendrá una aprendizaje para ciertas comidas; la segunda vía, la más importante, es la transmisión, de la madre al feto, de las emociones positivas o negativas que produce una determinada ingesta, ello sucede por el efecto de los neurotransmisores y hormonas que libera la madre, al vivir la "agradabilidad" o la "desagradabilidad" de lo que come, ya que las hormonas de la sensación de placer (Dopamina, Serotonina, Oxitocina , Adrenalina) son distintas a las de la sensación de "displacer"(Cortisol). Dado que dichas sustancias circulan `por el torrente sanguíneo, pasan de la madre al feto, causando en éste último los mismos efectos que ha tenido la madre: placer o disconfort. De esta manera cuando nazca a su vida de bebé la percepción de determinados gustos le causaran atracción o repulsión en función de lo vivido por la madre, mientras él era feto, de hecho deberíamos decir: de lo vivido por él durante su vida fetal.

Pero aparte de lo que sucede durante la gestación, una vez el feto pasa a la fase de recién nacido, se construye una nueva dimensión sensorial, se trata de una nueva forma del transgusto, Nos estamos refiriendo a que los nervios de los sentidos, aparte de tener la función de gestionar la percepción del sentido que controlan, tienen otras funciones. Si tomamos los nervios que participan en la función gustativa como son el Nervio Facial, el Nervio Glosofaríngeo, el Nervio Vago y el Nervio Trigémino, veremos, por ejemplo que el Nervio Vago, que capta el gusto de la región de la faringe, actúa también sobre el oído, los pulmones, la arteria aorta, el corazón, el esófago, estómago, hígado, páncreas, intestino e inmunidad[45]. ¿Qué significa esto?, significa que todas estas acciones está vinculadas con el gusto y a la inversa (el gusto está vinculado con todas las otras funciones). Éste ejemplo, nos confirma, primero, que cada uno de estos nervios disponen de otras acciones, a más de las propias del gusto, y segundo, dichas acciones son influidas por el gusto y a la inversa. Así, por ejemplo, si en lugar de hacer referencia al Nervio Vago, la hacemos al Nervio Facial que participa también del gusto, hemos de incluir a parte del gusto, las funciones sobre la musculatura de la expresión facial y sobre el oído (audición). Con respecto al Nervio Glosofaríngeo, éste tiene una función sensitiva general sobre las amígdalas, la faringe, la trompa de Eustaquio (oído), oído medio, tercio posterior de la lengua, y seno carotídeo (presión arterial y química). Queda el Nervio trigémino, cuyo territorio es amplísimo. Se encarga del tacto (presión, temperatura, viscosidad, humedad, picante, etc.) de los 2/3 anteriores de la lengua, tiene también acciones musculares, auditivas, percepción del dolor, glándula parótida, músculos masticadores, musculatura y sensibilidad de los ojos, nariz, frente, mandíbula, dientes, piel de la cara, zona anterior de la cabeza y región intracraneal (duramadre).

Queda claro así la vinculación del sentido del gusto con otras funciones corporales.

Posteriormente, ya en la vida extrauterina, la atracción o el rechazo, estarán remodelados por las influencias culturales (familiares, amistades. etc.) que modificarán los grados de apetencia para determinados tipos de comidas.Nuestro sentido del gusto, que como ya hemos visto, está conectado con el olfato, el tacto, con los otros sentidos, con el resto de órganos del cuerpo, y ahora añadimos que está vinculado, en especial con el microbioma suyo.

El cuerpo humano contiene, para una persona de 70 Kg, $(3.72\pm 0,8)\times10^{13}$ células en su cuerpo., que en nº redondos son unos 40 billones/70kg = 4 billones /7 kg = 4000 millones/7g = 571 000 millones/gr. de células De las cuales entre 86.000 millones, y cien mil millones se hallan en el cerebro, en formato de neuronas (que son uno de los tipos de células cerebrales. Existen otros tipos a parte de las neuronas).

La mayor parte de todas estas células de nuestro cuerpo se renuevan casi cada 10 años. [46,47,48,49] . Unas lo hacen más frecuentemente, otras de forma menos frecuente, dependiendo del tipo de célula (del tipo de órgano). Las neuronas también tienen capacidad regenerativa, pero distinta a la del resto del cuerpo. Expuesto esto tenemos que conocer que esa ingente cantidad de células, no es nada comparado con la cantidad de microbios que habitan (cohabitan) en nuestro cuerpo. Se da por entendido que hay unas diez bacterias por cada célula, y unos diez virus por cada bacteria de nuestro cuerpo , expresado de otro modo tenemos 10 microbios por los 40 billones de células supones unos 400 billones de microbios, a lo que hay que añadir los 10 virus por cada bacteria que serían en total unos 4000 billones de virus. Podemos tener una comparación para ver las proporciones, en este caso, entre la dotación microbiana de una persona y la cantidad de células que se posee en general, comparada con el número de neuronas. (Fig.29).

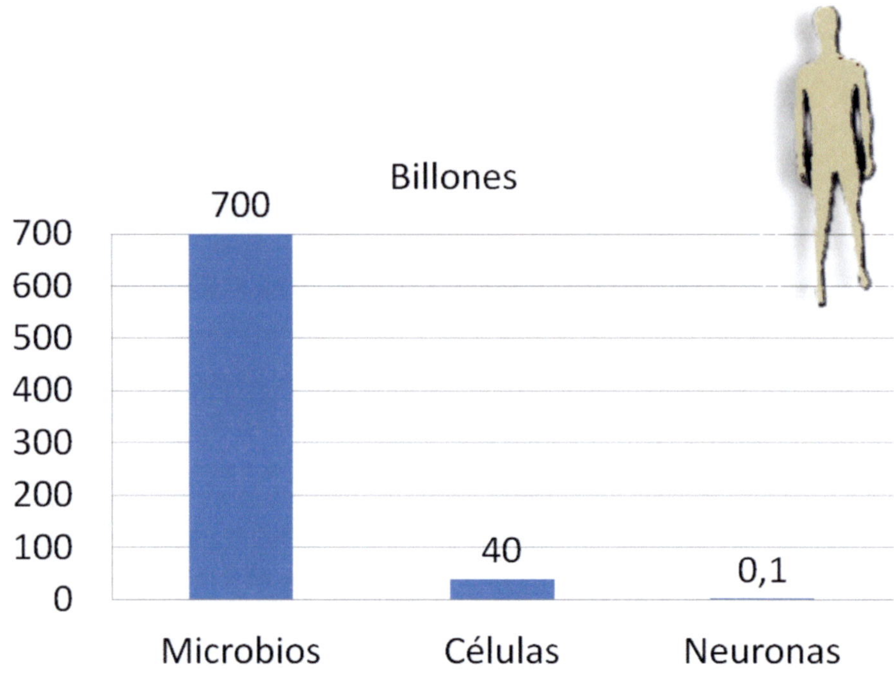

Fig. 29. Nuestro cuerpo contiene unos 700 billones de microbios, mientras que el número de células corporales, de media, es de unos 40 billones de células, que a nivel cerebral correspondería sobre unos 100 mil millones de neuronas.

Nuestra dotación microbiana, nuestro microbioma global contiene, a parte del microbioma externo ubicado en la piel, el micro-bioma interno localizado en el sistema digestivo. La genética que poseemos junto con hábitos, alimenticios y no alimenticios) que tenemos, condicionan las condiciones de nuestro microbioma. El maltrato o el buen trato que tengamos sobre él, repercutirá en el estado general del cuerpo y de la persona. La flora microbiana de nuestro sistema digestivo, que va desde la oro-faringe hasta la región anal, se encarga de transformar lo que ingerimos en productos aprovechables para el resto del organismo, a la vez que nos suministran vitaminas, enzimas, hormonas, etc. , y se quedan con las toxinas. Cuando maltratamos al microbioma digestivo, por medio de dietas incorrectas y estados de estrés, el conjunto de microbios que nos agradecía el buen trato que teníamos con ellos, deja de colaborar en la digestión (elaboración de nutrientes), deja de aportarnos vitaminas, enzimas, hormonas, etc., deja de absorber toxinas y lo que es peor, inunda nuestro cuerpo con las toxinas que ellos producen.

Esta situación acaba repercutiendo sobre el resto del cuerpo, y por lo tanto sobre los sentidos, quedando alterado, entre ellos, el sentido del gusto. A este tipo de alteración de nuestro microbioma, de nuestra flora bacteriana se le denomina Disbacteriosis Intestinal.

El ser humano puede vivir gracias a su convivencia con el mundo microbiano. El equilibrio mantenido entre ambos, permite el buen funcionamiento de ambos.

Existe sin embargo, una(s) circunstancia(s) que puede alterar el gusto, por distintas causas, que actuarán sobre el microbioma de la persona. Se trata del mundo laboral (trabajar con determinadas sustancias químicas), la historia clínica de la persona (el conjunto de enfermedades que ha padecido o padece) y en especial, de éste último apartado, habrá de tenerse en cuenta los medicamentos que esté tomando, ya que constituyen la causa más habitual de las alteraciones del gusto (disgeusias), en éste último caso su acción es directamente química sobre los receptores y sensores del gusto .

Nos queda hacer referencia a los hábitos tóxicos, por ejemplo la ingesta de alcohol, el tabaco y otros tipos de drogas, como elementos que influyen en la percepción del gusto.

8-De la memoria al asco (oral y moral)

Todo lo que se ha ido aprendiendo a lo largo de la vida, deja unos sedimentos, unos posos que podemos denominar memoria. La memoria abarca todas las dimensiones del ser humano que se basan en sucesos del tipo estimulo-respuesta, algunos de estos tipos de sucesos dan a lugar a experiencias sensoriales que, a su vez, provocan una forma de respuesta que denominamos emociones, que son la causa de que surjan sentimientos que serán el motor de los razonamientos.

Partiendo de los razonamientos vemos que la mente genera pensamientos, que se convierten en ideas, que dan a lugar a creencias que a su vez generarán criterios, de los que surgirán valores que serán los puntos de referencia de la persona sobre los que se establecerán sus actitudes, a partir de las cuales se configurarán sus hábitos (acciones).

Esta larga cadena de acontecimientos se almacena en formato "memoria", que es la base de los recuerdos y de la gestión de proyectos.

Existen distintos tipos de memoria[50,51,52] que solo las enunciaremos (Fig. 30). Esta complejidad de distintos tipos de memoria son los pilares que visten nuestros recuerdos y permiten que podamos hacer proyectos basándonos en nuestra experiencia.

Tipos de Memória

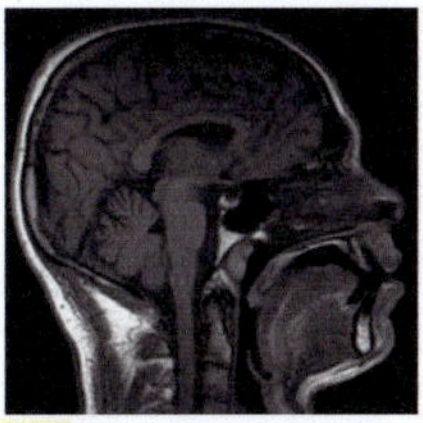

Memoria Corto plazo (de trabajo)

Memoria a Largo plazo

Memoria Procidemental o Implicita (hábitos),no consciente

Memoria Perceptual = Motivaciones perceptuales

Memoria Declarativa o Explicita (se describe con palabras), Consciente

Memoria Episòdica (sucesos)

Memoria de Referencia = un episodio no olvidado

Memoria Autobiográfica

Memoria Sucesos públicos

Memoria Prospectiva= Recordar de hacer una cosa en el futuro

Memoria Semántica (hechos)

Memoria Relacional = Vinculación de M. Espisodica y M. Semántica

Metamemoria= Lo que se sabe respecto lo que se sabe que se sabe

Fig. 30 Distintos tipos de memoria. En amarillo, todo lo que depende del hipocampo (área más importante de la memoria) que es retrospectiva. En azul no depende del hipocampo.

Las experiencias gustativas quedan registradas en la memoria, junto con todas las otras experiencias que la rodean, de ahí que la apetencia a un determinado gusto sea buscada o rechazada según el registro mnésico (memoria). Como podemos ir comprobando, y vamos repitiendo, el gusto, cada vez es menos el concepto clásico de percibir las sensaciones básicas, y más los elementos que lo rodean (Fig.31). No es nada más que retomar el concepto de que la genética no existe en solitario, sino que depende de la epigenética. Es la unidad genético-epigenética.

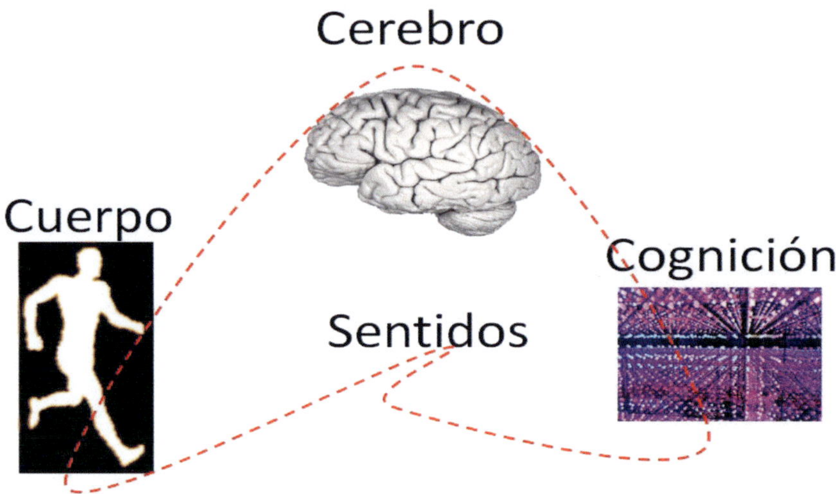

Fig. 31 El gusto se influido por lo que le sucede al cuerpo, al cerebro, los sentidos y los conocimientos.

El rechazo hacia un determinado gusto, por el asco que nos puede producir una comida, pues bien ese tipo de respuesta de carácter repugnante se halla en la **ínsula anterior** de nuestro cerebro. Además se ha comprobado que los centros cerebrales del "asco" se sitúan en el mismo lugar que el lugar donde se gestionan los "criterios morales", la **ínsula anterior**. Ésta misma zona cerebral es donde se produce la alexitimia que consiste en la dificultad para describir uno mismo por medio de palabras, sus emociones y sus sentimientos (Fig. 32,33,34,35,36) [53,54].

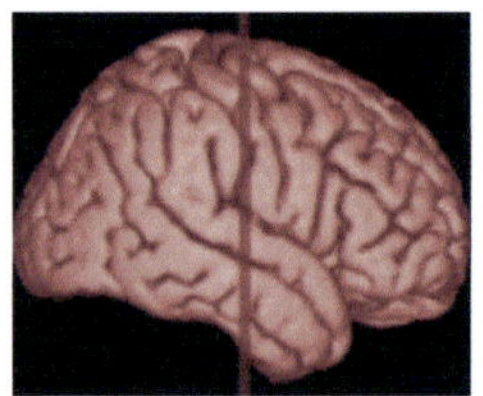

Fig. 32 Localización de la Ínsula se halla a nivel de la línea vertical en su tercio inferior. El lado derecho de la imagen es la parte anterior del cerebro, y el lado izquierdo a la parte posterior. Se trataría de una persona que estaría mirando hacia la derecha.

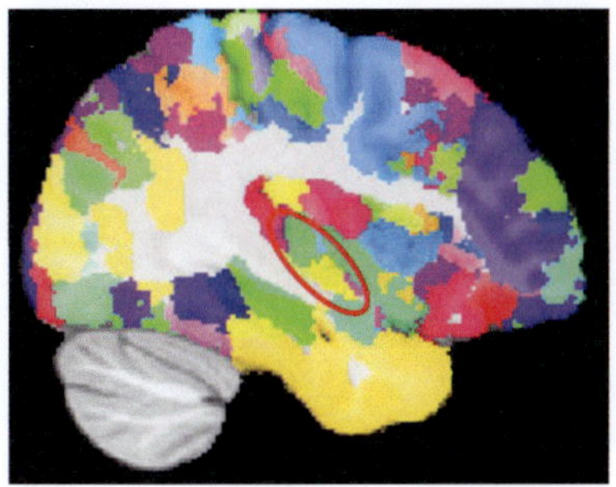

Fig. 33 Localización de la Ínsula (círculo rojo), de una persona que mira hacia la derecha.

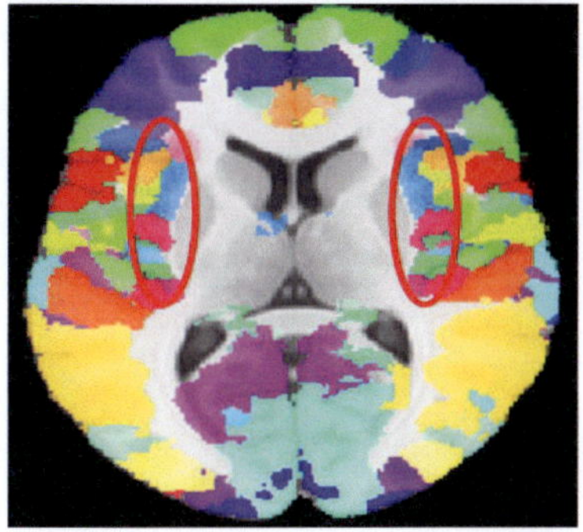

Fig. 34 Localización de las dos Ínsulas (círculo rojo) en el lado D e I. La parte superior corresponde a la zona frontal o anterior de la cabeza, y la parte inferior corresponde a la zona posterior de la cabeza.

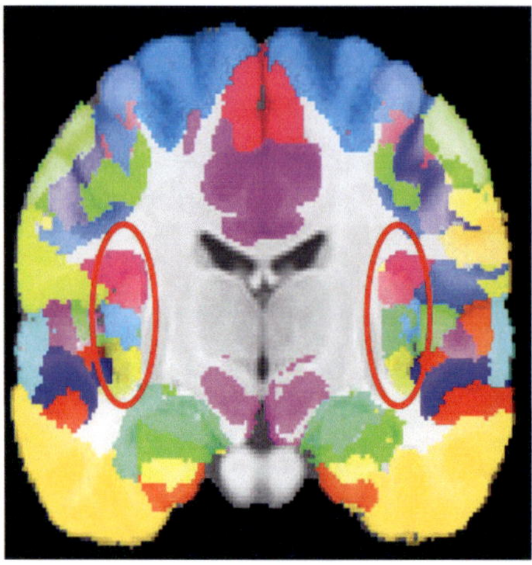

Fig. 35 Localización de la Ínsula (círculo rojo). Las dos Ínsulas D e I, de una persona que estaría mirándonos.

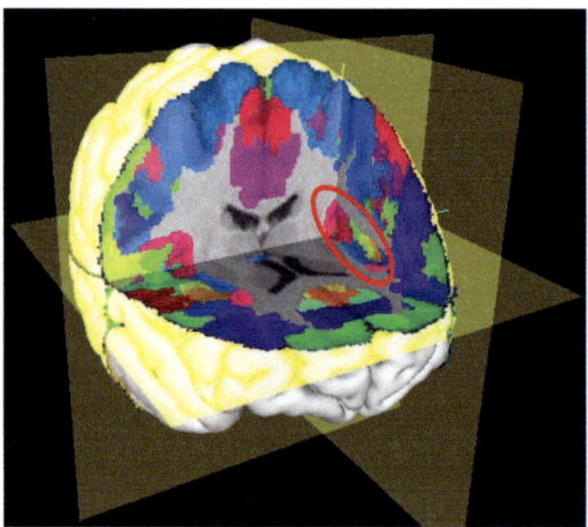

Fig. 36 Localización de la Ínsula (círculo rojo) en una visión tridimensional de una persona que estaría mirando hacia nosotros.

Pero no solo el gusto, el asco, la repugnancia y la alexitimia (pobreza de la expresión verbal y no verbal de las emociones y de los sentimientos) son gestionados en la Ínsula, sino también el dolor social (extensión evolucionada del dolor físico) y la moral, son procesados en la misma área.

Nuestro cerebro es capaz de distinguir entre un ordenador y una persona, y lo hace en la ínsula, el cual se activa más ante una persona que ante una imagen de una persona en pantalla de un ordenador[55].

Es como si existiera más empatía ante una persona que ante su imagen. La ínsula procesa la agradabilidad o desagradilidad que se tiene ante un Objeto, un Suceso o un Sujeto; resultado de ello es que existe una vinculación con la justicia, y más concretamente con la injusticia[56]. La Ínsula anterior muestra la aversión, la injusticia, el asco a los fluidos corporales (beber la propia saliva), el incesto, o la homosexualidad en personas conservadoras. Así pues, encontramos que nuestro cerebro muestra nuestras tendencias científicas, filosóficas y políticas en la misma zona del gusto. El gusto está vinculado tanto al mundo físico como al mental (moral y ético).

Este conjunto de conexiones explica nuestro reflejo de vomitar, además de las causas digestivas clásicas. Ver la muerte o el cadáver de una persona, el maltrato, una injusticia, etc., pueden ser el motivo del reflejo del vómito, sin necesidad de que incurran causas del sistema digestivo. Nuestro sentido moral, pero también nuestra memoria, favorecen o frenan tanto nuestra apetencia como nuestro sentido del asco. El "sabor" de las cosas, de la vida realmente alcanza sentido pleno cuando alcanzamos estos conocimientos.

9-De lo oral a lo moral

Cuando degustamos lo que hacemos es una ingestión de algo. Para que la ingestión sea correcta debe haber una digestión y una excreción. **Ingestión-Digestión-Excreción constituyen una unidad (IDE)**. (Fig. 37).

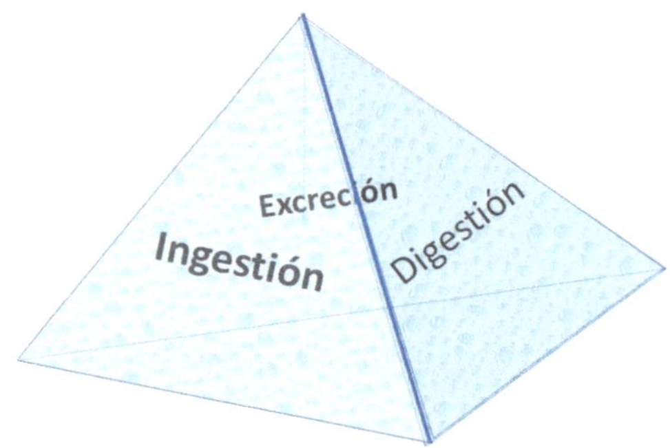

Fig. 37. Unidad IDE (Ingestión-Digestión-Excreción)

La ingestión oral, no es la única forma de ingestión de nuestro organismo. Tenemos la ingestión de aire (Respiratoria), la ingestión oral (sólidos y líquidos), la ingestión cutánea (Sólidos, líquidos, gases, radiaciones), la ingestión sensorial (organoléptica), la ingestión afectiva (Sentimientos) y la razonativa (ideas). (Fig.38,39 y 40).

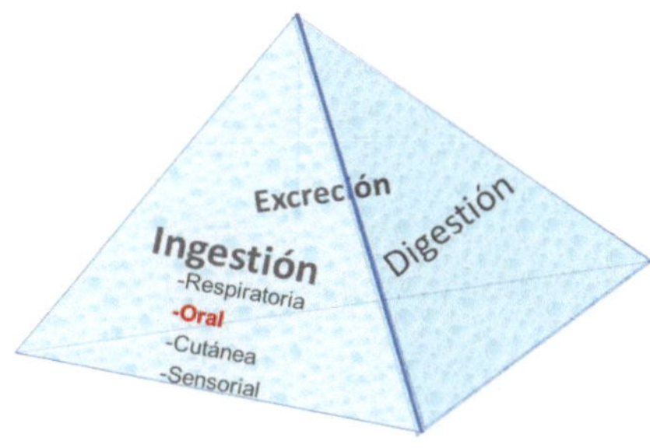

Fig. 38. Unidad IDE con todas las vías de entrada

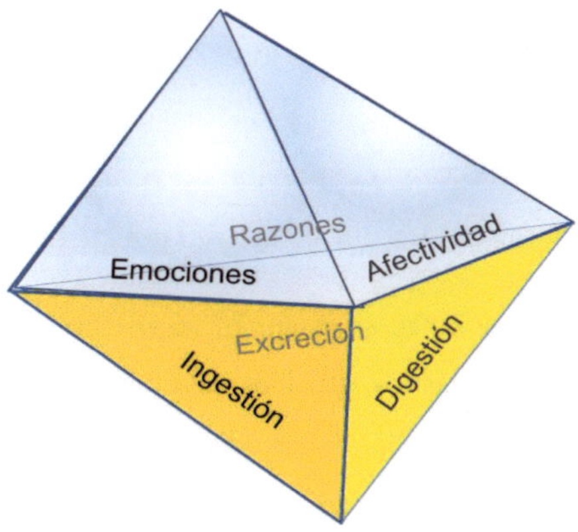

Fig. 39. Unidad IDE vinculada con las ingestas, digestiones y excreciones de emociones, afectividad y razones.

Toda ingestión, debe ser procesada (digestión) y sus desechos eliminados (excreción), sea ingesta sólida, líquida, gaseosa, por radiaciones, emociones, sentimientos (afectiva) o razones. Nuestro metabolismo, requiere de dichos pasos, tanto a nivel material como cognitivo. Lo que ingerimos, sea en el formato que sea es procesado y no puede ser acumulado, solo debe permanecer en nosotros en forma de sus efectos e influencias, y el resto debe ser expulsado. Si lo que ingerimos como líquidos, sólidos y gases, lo procesamos y nos deshacemos de sus residuos, para no acumularlos, nuestras emociones, sentimientos y razones han de pasar por los mismos estadios. Si no podemos acumular lo que está en formato material, tampoco podemos acumular los formatos no materiales de nuestras percepciones sean estas en formato emociones, sentimientos o razones. Por la sencilla razón de que no caben en nosotros. Solo pueden, en parte, ser almacenadas en forma de memoria de lo sucedido. El sentido del gusto sufre dichos estadíos.

Llegado a este punto, y yendo más allá. podemos hablar, del "disgusto" (Disgusto, o alteración del gusto). Dicho concepto nos permite hacer, tanto referencia a un mal gusto, desde el punto de vista del sabor, como a una forma de actuar, hacer o llevar a causa de una mala noticia. El salto aquí vemos es cualitativo, hablamos del asco a una cucaracha, al incesto, a una defecación, etc., que activan el sistema de respuesta emocional al disgusto, como son la expresión no verbal, las nauseas y el rechazo[57], que se gestionan en el mismo territorio cerebral del gusto que denominamos Ínsula.

Si dejamos atrás los conceptos clásicos que han gobernado el mundo de los sentidos , y entramos en la nueva concepción de Percepción Sensorial definida como la unidad de unidades **sensitivo-sensorial-perceptivas** de nuestro estado cognitivo que nos hace conscientes, podremos observar que nuestros órganos sensitivos, entre ellos el gusto, son los encargados de recoger los estímulos externos y enviarlos a los territorios sensoriales del cerebro donde podrán ser procesados en forma de percepción ("toma de conciencia de lo que sucede"), motivo por el cual nuestros sentidos han de ser vistos como una parte de la estructura de la consciencia. Querer separar el órgano sensitivo del su área cerebral sensorial y de su vinculación con la percepción es un error muy importante ya que se ha demostrado la influencia recíproca entre los órganos sensoriales, las áreas cerebrales propias de ellos y el resto de áreas que convierten esa vinculación en una percepción consolidada. Una forma de entender este complejo mecanismo, es fragmentar nuestra función cerebral (de forma artificial) en **8 sistemas** que repercuten en todos los sentidos incluido el gusto, que son:

1-El Audio- Otico-Acústico **(AOA)**,

2-El Óculo-Oftalmo-Visual **(OOV)**,

3-Naso-Pupilo-Olfativo **(NPO)**

4-Oro-Faringo-Gusto-Sapido, donde encontramos el gusto **(OFGS)**.

5-Tacto-Háptico **(TH)**

A los que debemos añadir los sistemas siguientes:

6-El Osteo-Tendinoso-Musculo-Somáticos **(OTMS)**,

7-El Vasculo-Hemáto-Metabólico **(VHM)**,

8-El Neuro-Psico-Emocional **(NPE)**.

Por lo tanto el área cerebral que construye el gusto y el asco y la moral están vinculados a estos 8 sistemas, cuyo grado de estado óptimo condicionarán cualquier percepción. Dicho esto podemos preguntarnos de que sirve todo ello, y la respuesta es que la visión clásica que se obtenía, hasta ahora, y donde no se tenía en cuenta aspectos más globales, como son estas estructuraciones en sistemas, no permitía comprender aspectos que aparecían acompañando determinadas respuestas, que forman parte del gusto. Así, lo que nosotros entendemos por "gusto en boca" viene ampliado no solo por lo que sucede en la boca y garganta, sino también por lo que sucede en el conjunto de receptores del gusto dispersos por el cuerpo y por los bloques que hemos citado.

Tanto unos como otros se activarán, al estimular el sentido del gusto que se iniciaría con la visión de lo que vamos a comer **(OOV)** que se depositará en la boca **(OFGS)**, alcanzará la zona retronasal **(NPO)**, al cual se añade el sonido de lo que comemos **(AOA)**, iniciando la masticación y deglución **(OTMS)**, guiada por el sistema táctil **(TH)**, para lograr los nutrientes **(VHM)** para acaba afectando al sistema nervioso **(NPE)** que de una forma u otra repercutirán sobre las áreas cerebrales del gusto, que, de una forma vinculada modularán el asco, la moral y la justicia.

Si nos situamos en el territorio, no ya del gusto sino de la degustación, entendida esta como un "probar o catar alimentos o bebidas, generalmente con deleite", hemos de tener en cuenta los efectos de tres patrones que son la unidad Cuerpo-Mente-Espíritu; "Cuerpo, entendido como el estado estructurado de una materia y su función, la Mente entendida como el estado estructurado del pensamiento, y el Espíritu, entendido como un estado estructurado filosófico-religioso" (Fig.40). Puede resultar extraño hablar en estos términos con respecto a algo tan "prosaico" como puede ser el comer. Retomemos que el concepto de comer (ingestión) requiere digestión y excreción que es una dinámica útil para todos los niveles humanos.

Abrirse a este nuevo nivel, constituye el último marco donde se construye la conciencia de uno mismo y del entorno que permite un estado orientado de la persona, respecto del lugar, tiempo y situación, y que en medicina, se denomina **"sensorio"**. El sensorio está influido por la unidad Cuerpo-Mente-Espíritu, que a su vez es influida por la percepción del sentido del gusto, por el asco,por, la moral y justicia (Fig.41).

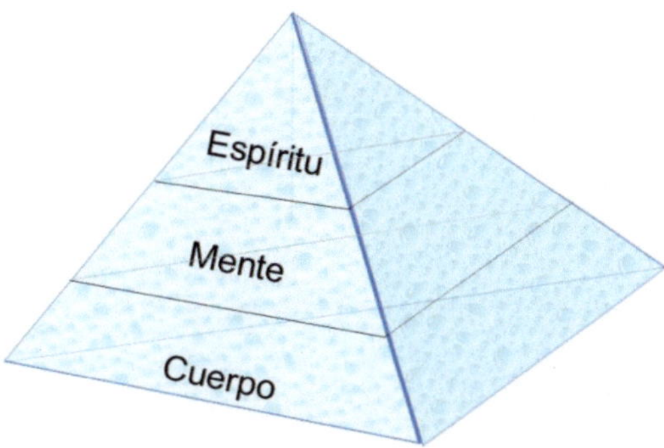

Fig. 40. Puede parecer extraño, pero es imposible que las condiciones de Cuerpo-Mente-Espíritu no influyan en y la elaboración del gusto y la degustación.

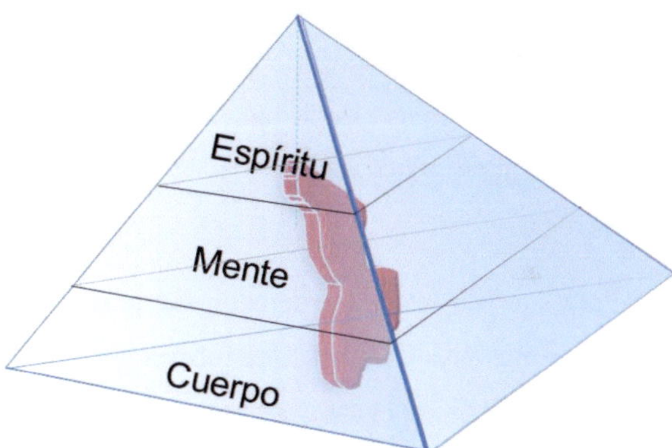

Fig. 41 La unidad cuerpo-mente-espíritu forma parte de la construcción del gusto y del disgusto. Y a la inversa lo que sucede a nivel del cuerpo, mente y espíritu de la persona, repercute en la percepción del gusto y del disgusto.

10-De la disgeusia al Disgusto/Del disgusto a la Disgeusia

A consecuencia del conjunto de conocimientos que se tienen sobre el gusto, hablar de alteraciones supone, como mínimo, hacer referencia a lesiones unilaterales, bilaterales, completas o parciales, de las fibras nerviosas (pares craneales) que se encargan de la percepción del gusto, todo ello formaría parte de la alteración del gusto (disgeusia), pero como ya hemos estado indicando hemos de atender la visión ampliada a territorios ubicados más allá de la boca, garganta y nariz, que configurarían el disgusto.

Vamos a entrar en los territorios de la alteración del gusto y del disgusto, desde ángulos distintos para tener más visión global. Una forma concreta de comprender el territorio multidisciplinar que abarca el gusto, en boca, es que éste está influido, por el disgusto (los disgustos que vivimos) y viceversa. La calidad del saciado en boca determina la calidad de saciado del resto del cuerpo (emociones, sentimientos y razones), dicho de otra manera, las alteraciones tipo "gusto" condicionan alteraciones tipo "digusto" y a la inversa. Por lo tanto si concebimos el Disgusto como estado emotivo-sentimiento-razonativo, hemos de tener presente que el gusto juega en la misma liga.

La importancia de estos conocimientos no es el número de descubrimientos concretos que se aportan, sino la concepción general que aporta de la visión global de nuestra sensorialidad aplicada al sentido del gusto. Dicha visión nos habla de la interconexión de los 12 puntos (filtros de la percepción) expuestos en la figura 2, que nos expone de los filtros de la percepción, y que ahora podemos contemplar, con una orientación distinta en la fig.42.

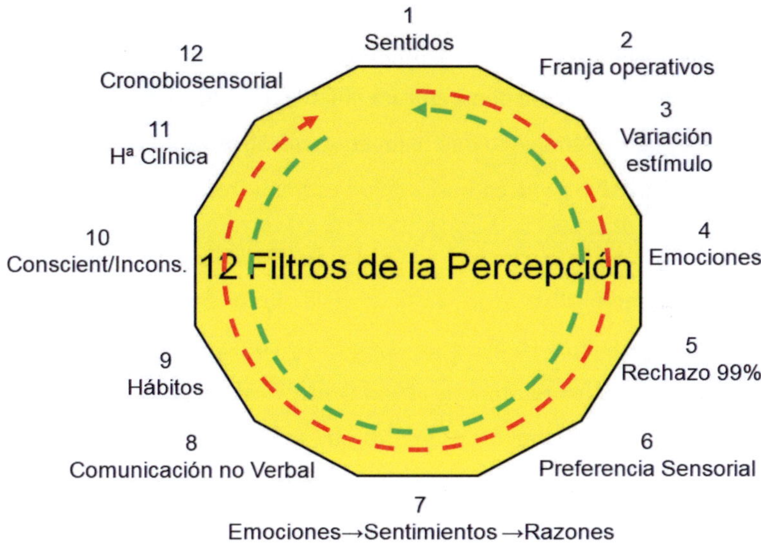

Fig. 42 Filtros de la percepción que actúan sobre el gusto

Si leemos el gráfico, según la línea punteada roja (sentido de las agujas del reloj), nos damos cuenta de que tiene mucho sentido. A partir de los sentidos entendemos que cada sentido (nº1) captará aquello para lo cual está preparado (nº2 = Franja operativa) y que dentro de esta franja operativa, ese sentido solo se activará si hay variación del estímulo (nº3) y así sucesivamente hasta alcanzar el nº12; pero si lo que hacemos es leer dicho gráfico en sentido contrario (línea punteada verde) (sentido opuesto al de las agujas del reloj) nos aparece una nueva interpretación ya que empezaríamos por el nº 12 (Cronobiología) que nos estaría diciendo que dependiendo del momento del día y de la estación del año nuestra Historia Clínica sería modificado el filtro n°11, que a su vez modificaría nuestros estados de conciencia (n°10)…y así sucesivamente iríamos retrocediendo, viendo como cada uno de estos filtros es modificados y modifica al siguiente, y así siguiendo la línea punteada verde, llegaríamos al sentido, a los sentidos que también quedaría modificados. Ahora que ya lo podemos ver en ambas direcciones (Fig. 42), nos podemos dar cuenta de que estamos acostumbrados a entender la fisiología como una unidad estímulo-respuesta- para conseguir un objetivo (del filtro n°1 al 12), sin embargo, se está planteando que lo que realmente sucede es justamente a la inversa: para conseguir un objetivo se va en busca de un estimulo-respuesta (del filtro n°12 al 1).

El modelo primero hablaría de la influencia de los estímulos que recibimos y las consecuencias que surgen en nuestro organismo y como lo asimilamos, mientras que el segundo modelo, que se propone actualmente, consiste en que nuestros objetivos, nuestras metas buscan los estímulos que activan los sistemas para alcanzar la finalidad buscada[58].

Si todo ello lo aplicamos al sentido del gusto, podemos, no solo vislumbrar, sino afirmar que el sentido del gusto está vinculado y depende de cada uno de los procesos que hemos estado exponiendo. Esta visión es como decir, por ejemplo, con respecto la sal y su gusto salado, "Mi objetivo es obtener unos beneficios para mi cuerpo, para mi salud, para mi percepción, y para ello he de buscar y encontrar y utilizar un determinado estímulo, que en este caso sería el gusto de sal." O lo que es lo mismo: concibo un objetivo y busco el estimulo que me ayude a conseguirlo, en lugar de decir: busco un estímulo que me dé un objetivo , que correspondería a "Busco el gusto de sal para lograr un estímulo para ver qué resultado me da".

11-Un aproximación al diagnóstico

Podemos partir de la metodología clásica que se basa en empezar por una buena Hª Clínica, cuya parte principal será la anamnesis (interrogatorio), donde hay que saber que preguntas hay que hacer, para obtener la información que nos orientará hacia la etiología (causa) del proceso.

Empezaremos por una anamnesis general: sexo: edad[59], entorno, mundo laboral, hábitos, antecedentes clínicos (médicos por aparatos y sistemas, quirúrgicos y terapéuticas.). Ha de seguirle una anamnesis específica sobre el trastorno gustativo (disgeusia) que puede ser de aparición brusca, lenta, permanente, cíclica- Buscar a que lo vincula el paciente (bastantes más veces de lo que creemos el paciente tiene razón), discernir si se trata de un trastorno del olfato o del gusto (si es el olfato que está alterado, el paciente referirá que el café es amargo, dulce o no según haya puesto azúcar o no y caliente, los helados son fríos y dulces, el vinagre o limón ácidos, la aspirina amarga, etc.), pero si es el gusto que está alterado, no tendrá ninguna de estas sensaciones, o solo algunas, e incluso puede que se haga herida en la lengua por mordeduras debidas a la anestesia de la misma sin tener el gusto afectado, debido a la lesión e las fibras nerviosas del tacto. Seguidamente, pasaremos a indagar que sucede en el conjunto de los 8 sistemas y de los 3 niveles. Descubrir alteraciones en dichas áreas, nos permitirá descubrir el tipo y grado de "disgusto" que se esconde y que puede estar dando a lugar a un determinado tipo de "disgusto", que está influyendo en la percepción del gusto "clásico".

El segundo paso es la exploración física de la cavidad oro-faríngea, a la cual le seguirá la exploración del resto de los órganos y zonas otorrinolaringológicas, con la finalidad de descartar proceso a distancia como pueden ser afectaciones óticas (cuerda del tímpano), nasales como son las obstrucciones (trigémino) o laríngeas (afectación par craneal IX), etc. .

El tercer paso consiste en las pruebas específicas sobre el gusto y el olfato, no olvidar éste último dado que hay que discernir patologías encubiertas sobre el olfato que pueden interpretarse como alteraciones del gusto (habitualmente sucede al confundir gusto con sabor. El gusto, como ya hemos expuesto es la percepción de las características sápidas como son lo dulce, lo salado, lo ácido, etc., mientras que el sabor es la combinación de gusto + olfato), por lo que será necesario hacer una olfatometría y una gustometría. La gustometría ha de explorar la función químiosensorial (gustos ácido, dulce, amargo, salado, umami) por medio del un quimiogustómetro. También debe ser explorada la función somatosensorial (el tacto)[60] por medio de un gustómetro electrónico, la función neurovegetativa por medio de la clínica de la anamnesis y de las exploraciones, y por último la función neuropsicológica vía la Resonancia Magnética del gusto.

El cuarto paso está en las pruebas complementarias como el TAC nasosinusal, la RNM cerebral, la sialografía, la analítica general, sialoanalítica y todas aquellas exploraciones que se requieran en función de la sospecha etiológica (oído, reflujo gastroesofágico, etc.).

El quinto paso es establecer, desde las exploraciones, un diagnóstico de certeza o en su defecto, de probabilidad. Gracias a la exploración del gusto se puede dar una orientación diagnóstica, sin olvidar que las disgeusias en su mayor parte son descubiertas a partir de los trastornos olfatorios (solo el 13% de las personas que dicen haber perdido el gusto realmente lo han perdido, al confundir la pérdida del aroma con la pérdida del gusto).

Con los datos obtenidos desde la exploración podremos agrupar por sistemas las distintas etiologías que pueden ser hereditarias, congénitas, neurológicas, psiquiátricas, otorrinolaringológicas, vías respiratorias bajas, digestivas, cardiovasculares, nefro-urológicas, endocrino-sexuales, neuromusculares, reumáticas, hematológicas, inmuno-alérgicas, dermatológicas, traumatismo, tóxicas (fármacos, hábitos, labora, medio ambiente), etc.[61,62] , llegando a alcanzar unas 200 causas que alteran el gusto.

A partir de la exploración del gusto, que como hemos visto no es exclusivamente gustométrica, podemos encontrar la **"nosogeusia"**que trata de la patología del gusto en general, o la alteración concreta llamada **"disgeusia"**, del déficit parcial: **"hipogeusia"**, y déficit el total: **"ageusia"**. El exceso: **"hipergeusia"**, las distorsiones: **"parageusia"**, las del mal gusto: **"cacogeusia"**, cuando se interpreta un gusto por otro (gusto dulce en comidas solo saladas): **"ilusión gustativa"**, cuando el gusto es enmascarado por predominio de otro gusto (por ejemplo, todo, o la mayoría de las cosas gustan amargas): **"fantogeusia"** cuando se tiene miedo a ciertos gustos por experiencias desagradables: **"geusiafobia"** , y cuando hay percepción de un gusto ante un estímulo no gustativo: **"Alucinación gustativa"**.

Así gracias a la exploración del gusto se puede ofrecer una terapéutica y su seguimiento. Las técnicas instrumentales para la medición del gusto se basan en parámetros de percepción de intensidad, percepción de umbrales, capacidad de identificación y discriminación, por medio de distintos gustómetros que pueden ser de cinco grandes clases: a) de valoración subjetiva cuya gama puede ir desde ser de sustancias químicas (dulce, salado, ácido, amargo, umami) en forma seca o en dilución o táctiles-electrónicos (electrogustómetros); b) de valoración objetiva donde encontramos los Potenciales Evocados Electroencefalográficos del Gusto (PEEGG), o Magnetoencefalografia (MEG) o de Potenciales Evocados Gustatorios (PEG), Resonancia Magnética Funcionales (RMf), Tomografía por Emisión Positrones (PET), etc., y c) de objetivación de experiencias subjetivas[63] con los que se aplican escalas psicofísicas y exploraciones de sensación por estímulo de toda la cavidad oral, d) exploraciones morfohistológicas (videomicroscópicas de la lengua), y e) por estimulaciones de territorios neurales, etc.

Con ellos se pueden hacer estudios en procesos patológicos que pueden basarse en el tipo de estímulo (estímulos puntuales o sostenidos) o en aspectos espaciales: a) de toda la cavidad orofaringea, o de solo zonas concretas geográficas[64] (hemilengua derecha, izquierda, anterior, posterior, de solo la lengua, o de solo el paladar etc.), b) de determinados tipos de papilas (fungiformes, caliciformes, las foliadas), c) de solo zonas específicas de terminales nerviosos, por ejemplo el V par para la sensibilidad en general de los 2/3 anteriores de la lengua (tacto, texturas, picor, dolor, dureza, viscosidad, etc.), o del VII par para la sensibilidad del gusto (dulce, salado y ácido) en los 2/3 anteriores de la lengua, y del IX par para el estudio de la sensibilidad general del 1/3 posterior de la lengua y del gusto (amargo) y también de la zona faringo-laringe-esofágica, donde se hallan también terminales gustativos, el X par para la sensibilidad general, d) estudio de las vías sensoriales gustativas (de la lengua hasta el córtex). Se pueden hacer estudios por edad, sexo y estudios neuropsicológicos, neuropsiquiátricos, forenses. Cada uno de estos sistemas de exploración del gusto requieren de la adecuación de las sustancias en función de los hábitos culturales (existen culturas con poco hábito al uso de la sal, o culturas con mucho hábito de la ingesta de lo dulce, etc.).

El estudio gustométrico no acaba con los pares craneales y los hábitos sociales, debe analizarse la situación de las vías neurovegetativas (simpático-parasimpático) que son vehiculada por los distintos pares craneales, junto con la motricidad linguo-faringo-laringo-esofágica (V, IX y XII pares) donde se plasma la masticación y deglución, puesto que el gusto se halla vinculado a dichas funciones, ello supone que la masticación-deglución dependen de la sensibilidad general, de la sensibilidad específica, y de la función neurovegetativa; y al revés, la sensibilidad general y específica son dependientes de la función motora y neurovegetativa.

Sea cual sea el método que utilicemos para la exploración del gusto, debemos tener presente que cualquier modelo de gustómetro arrastra una limitaciones particulares, en función de su diseño, y unas limitaciones generales debidas al ámbito del territorio que explora. Así los gustómetros de estimulación manual clásica, aportan manejabilidad, con poco gasto económico y precisión de resultados, pero con tendencia a perder visión global, mientras que las últimas generaciones de gustómetros computarizados, aportan visión global pero son complejos desde el punto de vista de manejabilidad y mucho más caros, con tendencia a presentar carencias locales. Expuesto esto se hace obvio que unos y otros pueden ser complementarios.

Podemos comprobar que el conjunto de exploraciones que hemos expuesto, forman parte de la metodología clásica de exploración, puesto que queda al margen de ella, el estudio de a) la **Ingestión-Digestión-Excreción que constituyen la unidad IDE,** b) la **ingestión sensorial (organoléptica),** la **ingestión afectiva (Sentimientos)** y la **razonativa (ideas).** c) los **8 sistemas (pág.47y 48)** y d) los **3 niveles (Cuerpo, Mente y Espíritu)** que requerirían ampliar la exposición que hemos hecho tanto de la exploración como del diagnóstico.

Como ya hemos hecho referencia previamente, toda ingestión, digestión y excreción están vinculadas. A mayor ingestión, mayor digestión y mayor excreción, sucede lo mismo a la inversa y en sentido contrario, una mayor excreción supone una mayor ingesta, y por lo tanto una mayor digestión. A parte de que no todo es ingerible, digerible y excretable, tenemos el problema de la perdida de dicha correlación, como es ingerir mucho y digerir poco, o comer poco y digerir mucho, o bien comer mucho, digerir también mucho pero excretar muy poco, etc. Hasta tal punto esto es así, que todo abuso de exceso o de carencia de ingestión, digestión y excreción, en cualquiera de los distintos niveles que se han expuesto, alteran el funcionamiento de nuestros sentidos, y como siempre, entre ellos el sentido del gusto. El gusto no es independiente de estos sucesos.

-12-3OIKO^S Menú degustación

Vamos desarrollar una visión global y final del mundo del Gusto de la Degustación y la Deglución. Estas tres funciones están entrelazados con lo que llamamos las 7C (C^7). C^7 es la estructura básica del disfrute del comer. C^7 hace referencia a la **C**ocina, al **C**ocinero, al **C**omedor, a la **C**omida, al **C**omensal, a la **C**línica (de la cocina, del cocinero, del comedor, de la comida) y al **C**omer (Masticar, ensalivar, deglutir), y este C^7. El mundo del gusto está íntimamente vinculado a C^7, la atención del gusto supone desarrollar los siete territorios expuestos. Es más, Gusto, Degustación y Deglución ya no puede ir por libre, debe estar en armonía con el entorno.

Imaginemos, que estamos paseando por la calle, en busca de un restaurante para saciar nuestra hambre, vemos uno que nos atrae por el nombre: Restaurante "3OIKO^S ", nunca antes lo habíamos visto, parece nuevo y nuestra curiosidad por saber más sobre él, a la vez que intrigados, hace nos decidamos a ver como es y que nos ofrece, de hecho nos sentimos invitados a entrar para averiguar y satisfacer nuestra experiencia gastronómica.

Solicitamos si podemos comer, nos indican que si y nos ofrecen una mesa, a la que nos dirigimos y nos sentamos. El aspecto es austero y confortable, observamos que el resto de las mesas las personas presentas buen aspecto. Todo ello nos hace suponer que vamos a disfrutar del mismo. Al poco tiempo nos trae la carta donde encontramos el menú que dice:

"Entrantes de Bios Oikologicós"

Segundo: "Prósopon al estilo Oikoumené"

"Postres de Oikonomikós Glykýs"

No entendemos nada, pero dejamos que nos sirvan para ver de que se trata. No tardan casi nada en traernos el entrante de Bios Oikologicós, y como no sabemos qué demonios es cada uno de los platos del menú, que por discreción, en el primer momento, no hemos gozado preguntar de qué estaban hechos, y arropándonos con el truco de dejarnos sorprender, solicitamos que nos los explique. Nos dice que el nombre del entrante procede del griego βίος (Bios) que significa "vida" y de la palabra también griega οἶκος (Oikos) que significa "casa", lugar donde se vive y de la cual surge la palabra griega <u>οἰκο</u>λογία (oikologia) que conocemos como **"Ecología"**.

Se trata de un plato que nos habla de la vida a nivel ecológico. El segundo plato el Prósopon al estilo Oikoumené, cuyo nombre procede también del griego πρόσωπον (Prósopon) que significa "persona", y de la palabra griega οἰκουμένη (Oikouménē) que contiene también el prefijo "oiko"y significa "tierra habitada" y que nosotros conocemos con la palabra "Ecuménico" quedando la idea de **"Persona Ecuménica"**. En este caso el plato hace referencia a la tierra habitada por el ser humano. El último plato, el postre que lleva por nombre Oikonomikós Glykós, procede de la misma lengua que los anteriores, está compuesto de οîkos "casa" y νέμειν (némein) que quiere decir 'distribuir', 'administrar' y de la que surge οἰκονομία (Oikonomia) que conocemos como **"Economía",** mientras que γλυκός (Glykós) significa "dulce". Es un postre que nos quiere hacer recordar que la economía, la administración no tiene porqué ser algo áspero y desagradable, sino más bien amable.

Así pues resulta que hemos ingerido los componentes de un menú elaborados desde la visión de lo Ecológico, lo Ecuménico y lo Económico. Pronto nos damos cuenta de que dicha articulación argumental, debe ser aplicada al conocimiento del gusto, del cual hemos escrito.

Como ya se ha podido deducir, se ha utilizado la forma literaria de la narración, para introducir tres conceptos que han de ser tenidos en cuenta en el mundo del gusto, del sabor son la finalidad de dar una visión más completa sobre el tema que estamos desarrollando.

En la actualidad nada se salva, ni nuestras funciones sensoriales de los efectos Ecológicos (del entorno degradado), Ecuménicos (de los seres humanos deshumanizados) y Económicos (de la escasez). Nuestra sensorialidad, nuestros sentidos, y entre ellos el gusto, están siendo afectados por la falta de respeto del entorno, la falta de respeto humano, y la falta de respeto por las materias básicas y primas para todos. Veamos un ejemplo en el cual nos centraremos de forma breve, en la circunstancia de una de las alteraciones que no permite a la persona que la padece, poder disfrutar, no del menú que hemos expuesto, sino de ningún menú, por ser una de las alteraciones más importantes que participan en los trastornos de la ingesta, se trata de la Disfagia.

Por una parte sabemos que se han diagnosticado, como mínimo, unas 200 enfermedades que cursan con alteraciones del gusto, y por otra parte tenemos un ejemplo de enfermedad, que conocemos como "Disfagia", que se caracteriza por la alteración de la dinámica de la deglución y que muchas veces acompaña a otras causas de alteración del gusto. Dado que la ingesta oral es una de las necesidades básicas y que esta se basa en el gusto y en el sabor, la tomamos como un ejemplo concreto de la función polimodal de nuestros sentidos.

La "Disfagia" hemos de entenderla como una alteración de la capacidad de deglutir que comporta complicaciones tales como tos, ahogos, aspiraciones, enfermedades pulmonares, malnutrición, deterioro cognitivo y de calidad de vida o/y muerte. Se calcula que 1 de cada 17 personas (5,8%) , de la población mundial, sufren o sufrirán algún grado de disfagia a lo largo de su vida[65] , esto supone, para la población actual de nuestro planeta de unos 8.181.649.380 personas (mayo 2024), que hay unos 474.535.664 de personas con disfagia. Existen múltiples estudios en cada país que muestran el índice de afectación, por ejemplo en EEUU, hay según distintos informes entre el 2% y el 20% de la población con afectación disfágica[66]. Siendo pues esta una alteración grave que participa dificultando la apreciación del gusto, de la degustación, del sabor y de la deglución. Cabe plantearse, según el conjunto de parámetros expuestos, que tipo de acciones pueden implementase para la atención de las personas que sufren esta patología.

Sabemos, que la herramienta principal para su atención, es el conjunto de características físicas de la comida que debe ingerirse, y en concreto conocemos, asimismo, que la más importante de las características es la del grado de viscosidad,[67] que debe presentar la comida a ingerir, dependiendo del grado de disfagia de la persona y del estado general de la misma, sin olvidar las C^7 donde hallamos la **Cocina**, el **Cocinero**, el **Comedor**, la **Comida**, al **Comensal**, la **Clínica** (Es estado de higiene / salud de la cocina, del cocinero, del comedor, de la comida) y el **Comer** (Masticar, ensalivar, deglutir).

Hago referencia a esta patología como ejemplo-reclamo de todo aquello que debe ser incluido en el estudio del gusto. La disfagia, es un ejemplo claro de un territorio donde se puede aplicar todos y cada uno de los elementos expuestos del conocimiento actual sobre el mundo del gusto.

Educar nuestros sentidos en una tarea crucial, ya que significa que debe hacerse de forma Ecológica, Ecuménica y Económica. Pongamos un punto final con visión general del gusto, que queda alterado cuando no aludimos al 3OIKO^S, cuando sucede esto, cuando no actuamos en 3OIKO^S, aparecen nuevas alteraciones en el ser humano, que evidentemente dejan alterado el gusto, son ejemplo de ello:

-La Ecoansiedad, entendida como el temor crónico a sufrir un cataclismo ambiental. La vivencia de la destrucción del entorno es la causa de mis niveles de ansiedad.

-La "Solastálgia"[68], término que acuñó Glenn Albrecht que lo definió como el conjunto de trastornos psicológicos que se producen en una población nativa, tras cambios destructivos en su territorio ya sean consecuencia de actividades humanas o del clima. También acuñó los términos "Somaterrática" entendida como el estudio de los aspectos patológicos, como pueden ser problemas de la piel, por el hecho de estar desconectado de la naturaleza. También acuño el término "Simbioceno" entendido como relación positiva y simbiótica entre los humanos y la naturaleza.

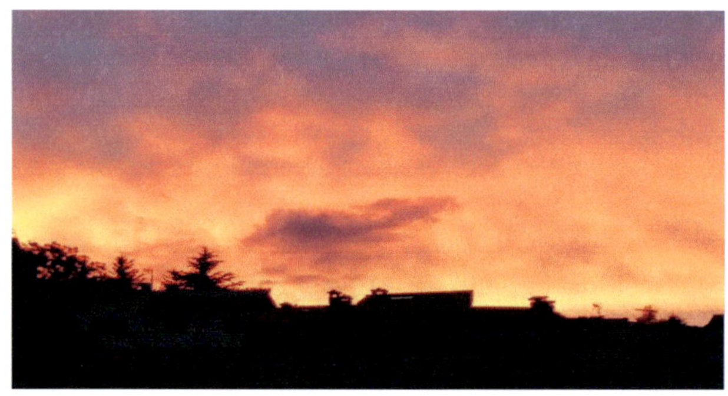

-Uppgivenhetssyndrom[69]. Se trata de un síndrome que se basa en una claudicación, en una resignación, que aparece en niños y adolescentes refugiados en Suecia. Les surge cuando se enteran que serán deportadas sus familias a sus países. Y por último el síndrome de Hikikomori que significa literalmente "apartarse, estar recluido", es un trastorno mental que conduce al aislamiento social del paciente. Habitualmente está asociado a psicosis, ansiedad, depresión[70].

En este tipo de alteraciones, lo que se evidencia, no es la ruptura de los principios de 3OIKO^S sino también que el gusto sufre su total alteración sensorial.

Nuestro sentido del gusto, forma parte de múltiples territorios y como tal debe ser atendido. La globalidad del sentido del gusto y sus otras funciones, ya solo se sostiene en la dimensión 3OIKOS[S].

La educación, la pedagogía, la formación sobre el gusto, como se ha podido comprobar, requiere de nuevos enfoques que permitan el progreso del ser humano de una forma Ecológica, Ecuménica y Económica.

Bibliografía

1 Heckmann JG, Heckmann SM, Lang CJG, et al.Hummel T. Neurological Aspects of Taste Disorders. JAMA Neurologyc.2003 *Arch Neurol.* 2003;60(5):667-671. doi:10.1001/archneur.60.5.667

2 Isaacson W. Einstein: Su vida y su universo (Biografías y Memorias). Edt. Debate 2020

3 Köster, E P, Dgel J, Piper D. "Proactive and Retroactive Interferences in implicit Odor Memory". *Chemical Senses.* 2002.Vol. 27 Iss.3; pg 191.

4 Bensafi M, Rouby C, Farget V, Bertrand B, et al." Autonomic Nervous System Responses to Odours: the Role of Pleasantness and Arousal*" Chemical Senses. Oxford*: Oct 2002. Vol. 27, Iss. 8; pg. 703

5 Owen A M, Coleman MR, Boly M. et al. "Detecting Awareness in the Vegetative State". Science. Brevia.Vol 313, 8 Sept 2006

6 Díez Noguera A. "Ritmos biológicos en los seres vivos". Crono biología, farmacología, patología, Directores: Tamargo J., Barberà JM. Ed. Mayo. 2005, pág. 1-20

7 Miller, Inglis J. Jr. and Linda M. Bartoshuk. Taste bud distribution and spatial relationships, pag. 205-234. Smell and Test in Health and Disease. Ed. by T.V. Getchell et al. Raven Press. New York. 1991.

8 Briand L and Salles C. Taste perception and integration. Chapter · December 2016 DOI: 10.1016/B978-0-08-100295-7.00004-9

9 Wilson-Pauwels L, Akesson EJ, Stewart PA. Spacey SD. Cranial Nerves in health and disease. Secd Edt. Edt. BC Decker Inc. 2002.

10 Delwiche JF, Lera MF and Breslin A.S. Selective Removal of a Target Estimulus Localized by Taste in Humans. Chem. Senses 25:181-187, 2000.

11 Prof. Doron Lancet's research is supported by the Jeans-Jacques Brunschwig Fund for the Molecular Genetics of Cancer; Crown Human Genome Center; Avraham and Judy Goldwasser Fund; and Alfried Krupp von Bohlen und Halbach Foundation. Prof. Lancet is the incumbent of the Ralph and Lois Silver Professorial Chair in Human Genomics. Weizmann Institute (2003, August 12). Weizmann Institute

Scientists Report Why Taste And Smell Differ Among Individuals.
SCIENCEDAILY. Retrieved July 26, 2010, from http://www.sciencedaily.com
/releases/2003/08/030812073446.htm.2010

12 Kandel ER, Schwatz JH and Jessell TM. Olfato y Gusto: los sentidos químicos.
Principios de Neurociencia. Cuarta Edt. Mcgraw-Hill, Interamericana: 624-647. 2001

13 Purves D, Augustine GJ, Fitzpatrick D, et al. Sentidos químicos; 287-314.
Invitación a la Neurociencia. Edt. Médica Panamericana. 2004

14 Bartosshuk Linda M. Comparing sensory Experiencies Across Individuals: Recent
Psychophysical Advances Illuminate Genetic Variation in taste Perception. Chem.
Senses 25: 447-460, 2000.

15 Taste perception and integration. Loic Briand and Christian Salles. Chapter ·
December 2016 DOI: 10.1016/B978-0-08-100295-7.00004-9

16 Laugerette, F; Passilly-Degrace, P; Patris, B; Niot, I; Febbraio, M; Montmayeur, J.
P.; Besnard, P (2005). «Implicación de CD36 en la detección orosensorial de los
lípidos de la dieta, la preferencia espontánea por las grasas y las secreciones
digestivas». *Journal of Clinical Investigation* **115** (11): 3177-
84. PMC 1265871. PMID 16276419. doi:10.1172/JCI25299.

17 Dipatrizio, N. V. (2014). «¿Está el sabor a grasa listo para el
primetime?». *Physiology & Behavior*. 136C: 145-
154. PMC 4162865. PMID 24631296. doi:10.1016/j.physbeh.2014.03.002.

18 Wei ET, Seid DA (1983). «AG-3-5: a chemical producing sensations of cold». J.
Pharm. Pharmacol. **35** (2): 110-2

19 Romera E,,Perena MJ., Perena MF. y Rodrigo MD.. Neurofisiología del dolor. R e
v. Soc. Esp. Dolor 7: Supl. II, 11-17, 2000.

20 Sacre-Hazouri JA y Sacre L. Tos crónica. Síndrome de hipersensibilidad del
reflejo de la tos. Rev Alerg Mex.;66(2):217-231. 2019.

21 https://www.researchgate.net/publication/51535853

Moran MM, Allen McAlexander M, Bíró T and Szallasi A. Transient receptor
potential channels as therapeutic Nature Reviews Drug Discovery 601-620 August
2011 DOI: 10.1038/nrd3456

22 Ana Gabriela Medina Torres (Algología, INCMNSZ). Revisión Bibliográfica:
Canales TRP nociceptivos en múltiples patologías del dolor.

http://www.dolorypaliativos.org/dolorypaliativos/art386.asp

23 Brauchi S, Orta G, Mascayano C, Salazar M, Raddatz N, Urbina H, Rosenmann E, Gonzalez-Nilo F, and Latorre M*§ PNAS vol. 104 no. 24. 10246–10251. June 12, 2007.

24 Galán Martínez C, Souto Cárdenas R D, Valdés García S, Minaberriet Conceirol E. Canales iónicos Receptores de Potencial Transitorio y su papel protagónico en la terapia analgésica. Revista Cubana de Investigaciones Biomédicas. 2015; 34(3):278-288

25 https://www.bionity.com/es/noticias/1172999/premio-nobel-de-fisiologia-o-medicina-2021-concedido-a-los-cientificos-estadounidenses-david-julius-y-ardem-patapoutian.html

26 Lee S-J, Depoortere I and Hatt H.Therapeutic potential of ectopic olfactory and taste receptors. NATURE Reviews | DRug Discovery Reviews. volume 18 | FEBRUARY 2019 | 125. 2019

27 Mosingera B, Reddinga KM, Rockwell Parkera M, Yevshayevab V, Yeea KK, Dyominaa K, Lia Y, and Margolskeea RF. Genetic loss or pharmacological blockade of testes-expressed taste genes causes male sterility. PNAS | July 23, 2013 | vol. 110 | no. 30 | 12319–12324. 2013

28 Shaw L, Mansfield C, Colquitt L, Lin C, Ferreira J, Emmetsberger J, Reed DR. Personalized expression of bitter 'taste' receptors in human skin PLOS ONE |https://doi.org/10.1371/journal.pone.0205322 October 17, 2018.

29 Lee RJ, Xiong G, Kofonow JM, et al. T2R38 taste receptor polymorphisms underlie susceptibility to upper respiratory infection. The Journal of Clinical Investigation http://www.jci.org Volume 122 Number 11 November 2012

30 Lee J, Kofonow JM, Rosen PL et al. Bitter and sweet taste receptors regulate human upper respiratory innate immunity. The Journal of Clinical Investigation http://www.jci.org Volume 124 Number 3 March 2014.

31 Maßberg D and Hatt H. HUMAN OLFACTORY RECEPTORS: NOVEL CELLULAR FUNCTIONS OUTSIDE OF THE NOSE. *Physiol Rev* 98: 1739–1763, 2018

32 https://invdes.com.mx/wp-content/uploads/2017/11/19-11-17-receptores-gustativos.jpg

https://mail.google.com/mail/u/0/?ogbl#inbox?projector=1

33 Bohórquez, D.V. 1. Shahid R.A. Erdmann A. et al. Neuroepithelial circuit formed by innervation of sensory enteroendocrine cells. J Clin Invest. 2015;125(2):782–786. doi:10.1172/JCI78361.

34 Buchanan KL, Rupprecht LE, Kaelberer MM et al The preference for sugar over sweetener depends on a gut sensor cell.. Nature Neuroscience | VOL 25 | February 2022 | 191–200 | www.nature.com/natureneuroscience

35 Jérémy Chéret J, Bertolini M, Ponce L, Lehmann J, Tsai T, Alam M, Hatt H & Paus R.Olfactory receptor OR2AT4 regulates human hair
Growth. NATURE COMMUNICATIONS | DOI: 10.1038/s41467-018-05973-0

36 Manteniotis W, Wojcik S, Brauhoff P, Möllmann M, Petersen L, Göthert JR, Schmiegel W, Dührsen U, Gisselmann G and Hatt H.. Functional characterization of the ectopically expressed
olfactory receptor 2AT4 in human myelogenous leukemia. Cell Death Discovery (2016) 2, 15070; doi:10.1038/cddiscovery.2015.70
© 2016 Cell Death Differentiation Association

37 MartineMartinez A , Ortega O, Viñas P et al. COVID-19 is associated with oropharyngeal dysphagia and malnutrition in hospitalized patients during the spring 2020 wave of the pandemic. https://doi.org/10.1016/j.clnu.2021.06.010.

38 Ebihara T, Ebihara S, Watando A, Okazaki T, Asada M, Ohrui T, Yamaya M &. Arai H. Effects of menthol on the triggering of the swallowing reflex in elderly patients with dysphagia. Br J Clin Pharmacol. 62:3 369–371.2006.

39https://patentimages.storage.googleapis.com/39/f9/63/054e4ee79f4852/EP3119385 B2.pdf

40https://www.meiji.ac.jp/cip/english/news/2020/enjsp3000000f32u.html

41 https://www.dailymail.co.uk/sciencetech/article-11644933/Japanese-scientists-develop-electric-spoon-zaps-tongue-enhance-foods-salty-taste.html

42 Beyza Ustun1 , Nadja Reissland1 , Judith Covey1, Benoist Schaal2, and Jacqueline Blissett3 Flavor Sensing in Utero and Emerging Discriminative Behaviors in the Human Fetus. Psychological Science *XX(X)*1–12. 2022

43Schaal B, Marlier L, and Soussignan R. Human Foetuses Learn Odours from their Pregnant Mother's Diet. Chem. Senses 25: 729–737, 2000

44 de Haro Licer J. Senso-percepción prenatal. Pedagogía prenatal de la percepción sensorial. Edt. Autografía.2023.

45 https://www.nature.com/articles/d41586-024-01259-2?utm_source=Live+Audience&utm_campaign=52cfde5305-nature-briefing-daily-20240502&utm_medium=email&utm_term=0_b27a691814-52cfde5305-50955552

46 Azevedo F.A. C, Carvalho LR B, Grinberg L T, Farfel J M, Ferretti R E L, Leite R E P, Jacob Filho W, Lent R, Herculano-Houzel S. Equal numbers of neuronal and nonneuronal cells make the human brain an isometrically scaled-up primate brain. J Comp Neurol. 2009 Apr 10;513(5):532-41. doi: 10.1002/cne.21974.

47 Herculano-Houzel S .The human brain in numbers: a linearly scaled-up primate brain. Neurosci., 09 November 2009. Sec. Cognitive Neuroscience Volume 3 - 2009 | https://doi.org/10.3389/neuro.09.031.2009

48 Spalding KL Bhardwaj RD , Buchholz BA, Druid H. Frisén J, Retrospective Birth Dating of Cells in Humans..Vol 122, n° 1 , 15 de julio de 2005, Pages 133-143.

49 E. Bianconi et al.. An estimation of the number of cells in the human body. Ann Hum Biol, Early Online: 1–11. 2013.+ DOI: 10.3109/03014460.2013.807878.

50 Eichenbaum H. Neurociencia cognitiva de la memoria. Ariel 2003

51 Kandel ER. En busca de la memoria. Nacimiento de una nueva ciencia de la mente. Katz Conocimiento.2007.

52 Johnson M. H. Developmental Cognitive Neuroscience. Ed. Blackwell Publishing. 2nd Edition. 2004

53 Sophia K, Goerlich-Dobre, Lamm C, Prip J, Habel U, Votinov M.The left amygdala: A shared substrate of alexithymia and empathy.NeuroImage Jour. 122, pg. 22-32. 2015

54https://atlases.ebrains.eu/viewer/#/a:juelich:iav:atlas:v1.0.0:1/t:minds:core:referenc espace:v1.0.0:dafcffc5-4826-4bf1-8ff6-46b8a31ff8e2/p:minds:core:parcellationatlas:v1.0.0:94c1125b-b87e-45e4-901c-00daee7f2579-300/@:0.0.0.-W000.._Uo56.2-MuCL._qr4O.2_FOAw..7Z1Y..29XHG.wSz4~.10gBm..5_zF

55 Takahashi H, Izuma K, Matsumoto M, Matsumoto K, Omori T. The Anterior Insula Tracks Behavioral Entropy during an Interpersonal Competitive Game. - PLoS ONE (2015)

56 Hsu M, Anen C and Quartz SR. The Right and the Good: Distributive Justice and Neural Encoding o fEquity and Efficiency.. VOL 320 SCIENCE. 23 MAY 2008. American Association for the Advancement of Sciencehttps://doi.org/10.1126/science.115365

57 Rozin Paul, Haid Jonathan, Fincher Katrina. From Oral to Moral. Science vol. 323, 27 , pag. 1189-90febr.2009.

58 Peña Casanova J y Sigg J. Hacia un modelo Funcional cerebral avanzado (más allá de Luria). Teoría e interpretación. Normalidad. Semiología y patología neuropsicológicas. Programa integrado de exploración neuropsicología. Test Barcelona-2. Test-Barcelona. Services S.L.2019.

59 Cees de Graaf, Wija van Staveren and Jan Burema. Psychophysical and Psychohedonic Functions of Four Common Food Flavours en Elderly Subjects. Chemical Senses, 21: 293-304, 1996

60 Bartosshuk, Linda M., Caseria, Donna., Catalanotto, Frank et al. Do taste-trigeminal interactions play a role in oral pain? Annual Meeting of Association for Chemoreception Sciences (AchemS XVIII). Chemical Sense... Volume 21, number 5, October Pag.578. 1996

61 Ackerman, Bruce H and Kasbekar, Nishaminy. Disturbances of Taste and Smell Induced by Drugs. Reviews of Therapeutics. Pharmacotherapy, 17 (3): 482-496. 1997

62 Pribitkin E, Rosenthal MD, Cowart B J. Prevalence and causes of severe taste loss in a chemosensory clinic population The Annals of Otology, Rhinology & Laryngology. St. Louis. Vol. 112, Iss. 11; pg. 971: Nov 2003

63 Snyder DJ, Prescott J., Bartoshuk LM. Modern Psychophysics and the Assessment of Human Oral Sensation. Taste and Smell an Update. Advances in Oto-Rhino-Laryngology. Thomas Hummel, Antje Welge-Lüssen. Edt. Karger. Vol. 63. 2006.

64 Marion E. F, Hettingen E.P., Barry MA, et al. Contemporary Measurement of Human Gustatory Function. Doty RL. Handbook of Olfaction and Gustation. Second Edt. Marcel Dekker. 2003

65 Disfagia Guías y cascadas mundiales. Gastroenterol. latinoam 2018; Vol 29, N° 4: 178-192

66 Adkins C, Takakura W,Spiegel BMR, et al.. Prevalence and Characteristics of Dysphagia Based on a Population-Based Survey. Clin Gastroenterol Hepatol. 2020 August ; 18(9): 1970–1979.e2. doi:10.1016/j.cgh.2019.10.029

67 García González ML, García Raurich J, Raventós Santamaria M, Alba Mora M. Viscosidad en la dieta de pacientes diagnosticados de disfagia orofaríngea. Acta Bioquím Clín Latinoam 2016; 50 (1): 45-60

68 http://theobjective.com/further/el-sindrome-de-la-resignacion-una-extrana-enfermedad-que-se-ha-dado-a-conocer-en-el-world-press-photo/

69 Sallin K, LagercrantzH, Evers K, et al.. Resignation Syndrome: Catatonia? Culture-Bound? Front Behav Neurosci. 2016; 10: 7.doi: 10.3389/fnbeh.2016.00007 http://theobjective.com/further/el-sindrome-de-la-resignacion-una-extrana-enfermedad-que-se-ha-dado-a-conocer-en-el-world-press-photo/

70 Malagón-Amor A, Córcoles-Martínez D, Martín-López L M, Pérez-Solà V. *Hikikomori* in Spain: A descriptive study. *Int J Soc Psychiatry, 0020764014553003, first published on October 9, 2014*

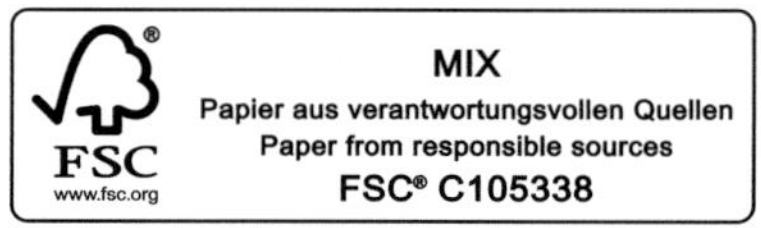

Printed by Books on Demand GmbH, Norderstedt / Germany